Bischko

Akupunktur für Fortgeschrittene

Akupunktur für Fortgeschrittene

Von Dr. med. Johannes Bischko

Mit 8 ganzseitigen Tafeln

4. Auflage

HAUG

Karl F. Haug Verlag, Heidelberg

2. Auflage 1974
3. Auflage 1975
4. Auflage 1976

Verlags-Nr. 7607 ISBN 3-7760-0344-8

Gesamtherstellung: Pfälzische Verlagsanstalt, Landau

Inhalt

Vorwort

Dieses Buch ist als Fortsetzung meiner „Einführung in die Akupunktur" gedacht. Wieder habe ich versucht, in Sprache und Vergleich Kontakte zur herrschenden Medizinallehre herzustellen, Gegensätze aufzuzeigen und dadurch hoffentlich zu überbrücken. Denn nur die Zusammenarbeit mit Forschungsinstituten und Kliniken die hier in Wien heute schon sehr erfreulich ist, kann weitere Erkenntnisse in und für die Akupunktur bringen.

So gilt mein Dank auch besonders diesen leitenden Persönlichkeiten und ihren ambitionierten Mitarbeitern, ebenso der Ludwig-Boltzmann-Gesellschaft, die die Akupunkturforschung wirkungsvoll fördert. Ganz herzlich danke ich den Mitarbeitern meines Institutes für viele Anregungen und Ideen, meiner Frau, KROPEJ und WANCURA für die Durchsicht des Manuskriptes.

Prof. ENDTRESSER verdanke ich die Zeichnungen, dem Verlag die gute Ausstattung des Buches, das hoffentlich eine ebensogute Aufnahme findet wie meine früher erschienene Einführung.

Wien, im Februar 1973

Dr. med. Johannes BISCHKO
Leiter des
Ludwig-Boltzmann-Institutes für Akupunktur
c/o Allgem. Poliklinik, Wien

I. KAPITEL

Die Energie

Entsprechend der klassischen Lehre müssen wir die Energie, die stetig in den sogenannten Meridianen fließt, in 2 wesentliche Anteile teilen und zwar in den Anteil YANG und in den Anteil YIN. Dieses ist ein breites Neben- Gegen- und Miteinander und keine krasse Trennung. Dies ist sehr wichtig, denn häufig ist die Annahme da, daß es entweder YANG-Energie oder YIN-Energie gibt, insbesondere dann, wenn es sich um einen sogenannten YANG- oder YIN-Meridian handelt. Es wäre falsch anzunehmen, daß die Bezeichnung YANG-Meridian auf eine absolute Prädominanz von YANG-Energie hinweist und umgekehrt. Es ist vielmehr so, daß die Bezeichnung YANG-Meridian nur eine Tendenz zum YANG hin anzeigt und dies in erster Linie bezüglich der Tätigkeiten, die auf und über einen solchen Meridian ausgeübt werden können. Nichts sagt es aus über den Gehalt an entsprechender Energie im entsprechenden Meridian. Im Falle der Gesundheit ist YANG und YIN in einem möglichst perfekten Gleichgewicht in jedem der 12 Meridiane vertreten. Dieser Fall ist eminent selten und wir müssen daher von einem Band sprechen, in dem sich die beiden Energieformen überschneiden und das noch genügend Toleranz für das Kriterium normal in sich bietet.

Die Kenntnis der Energie ist sehr wesentlich für die Beschreibung der sogenannten außergewöhnlichen Gefäße (MO'S) oder wie man schlecht, aber geläufig sagt, der Wundermeridian.

Wie wir schon wissen, ist diese Energie dauernd vorhanden, strömt über den 24-Stunden-Tag in Doppelstunden durch die 12 Meridiane, wobei es für jeden einzelnen Meridian Maximalzeiten gibt. Die Feststellung, ob ein Meridian zu viel oder zu wenig Energie des Anteils YANG oder des Anteils YIN in sich trägt, erfahren wir durch die sogenannte Pulsdiagnose, auf die in einem gesonderten Kapitel eingegangen werden wird.

Gesteuert wird diese Energie im Falle einer Störung des YANG-YIN-Gleichgewichtes durch die sogenannten Haupt- und Spezialpunkte, wobei wir unter Hauptpunkten den Tonisierungs- und Sedativpunkt und unter Spezialpunkten den Quellpunkt, Durchgangspunkt, Alarmpunkt und Zustimmungspunkt zu verstehen haben.

Darüber hinaus gibt es noch andere Punkte und zwar die Reunionspunkte, die auf mehrere Meridiane Einfluß nehmen können im Sinne von energetischen Kurzschlüssen.

Ferner gibt es noch die sogenannten Kardinalpunkte, Punkte, die die entsprechenden außergewöhnlichen Gefäße einzuschalten in der Lage sind.

Nachdem es acht solcher außergewöhnlichen Gefäße gibt, gibt es auch 8 Kardinalpunkte. Jeweils gleichmäßig verteilt, 4 an den oberen Extremitäten und 4 an den unteren.

Im Sinne des Energieflusses verweise ich noch auf verschiedene andere Möglichkeiten. Wie Sie wissen, sind die 12 Meridiane grobschematisch nach 6 YANG-Meridianen und nach 6 YIN-Meridianen unterschieden. Jeweils 1 YANG- und 1 YIN-Meridian bilden ein Paar, wir sprechen von gekoppelten Meridianen. Diese gekoppelten Meridiane stehen untereinander durch den sogenannten Durchgangspunkt in einem Kurzschlußverhältnis, das heißt man kann diese beiden Meridiane im Falle eines gegensätzlichen Energiegehaltes (darunter ist zu verstehen, daß der eine Meridian im YANG-Zustand, der andere im YIN-Zustand sich befindet, also das normale Band von YANG- und YIN-Gleichgewicht verlassen wurde) zusammenschließen. Hier kann man einen Kurzschluß machen und einen Ausgleich des divergierenden Energiegehaltes für die gekoppelten Meridiane herbeiführen. In der Reihenfolge der Meridiane, die wir in klassischer Weise mit dem Herzmeridian beginnen lassen, gibt es also solche Koppelungen zwischen Herz und Dünndarm, zwischen Blase und Niere, zwischen Kreislauf-Sexualität und 3fachen Erwärmer, zwischen Gallenblase und Leber, zwischen Lunge und Dickdarm und zwischen Magen und Milz-Pankreas. Es gibt sie **nicht** zum Beispiel zwischen Dünndarm und Blase, es gibt sie **nicht** zwischen Niere und Kreislauf-Sexualität usw. Denn das sind keine zusammengehörenden Paare, zum Paar gehört die Differenzierung in YANG und YIN-Meridian. Im anderen Fall sind es 2 YANG bzw. 2 YIN-Meridiane. Dies gilt selbstverständlich für alle Meridiane und auch für das Ende des Meridiankreislaufes, also zwischen Milz-Pankreas und Herz nach Ablauf von 24 Stunden.

Diese Durchgangspunkte zeichnen sich auch durch relativ ähnliche Indikationen aus. Das heißt, die Indikationen des Punktes auf einem Meridian ähneln den Hauptindikationen des anderen und umgekehrt. Etwas ähnliches gilt für die Anfangs- und Endpunkte der Meridiane. Auch diese haben Beziehungen zum vorhergehenden oder nächstfolgenden. Dies hängt ebenso mit dem Kreislauf der Energie zusammen.

Weiters finden wir aber noch innerhalb des Meridians und insbesondere innerhalb längerer Meridiane, wie des Blasenmeridians, Gallenblasenmeridians und Magenmeridians Zusammenhänge zwischen den Indikationen der Anfangspunkte und denen der Endpunkte.

Quellen der Energie

Woher die Energie kommt, darüber haben wir uns schon in dem Buch für Anfänger befaßt, in der Einführung in die Akupunktur. Die Quellen der Energie sind dort angegeben, es sind verschiedene und ich möchte sie hier nur kurz wiederholen.

Arbeitsenergie

Die YANG-Energie ist die Arbeitsenergie, die verbraucht wird und diese YANG-Energie muß laufend ersetzt werden. Als Ersatz dafür gibt es eine Reihe von Möglichkeiten, so zum Beispiel die Energie, die aus den Nahrungsmitteln gewonnen wird. Hierbei handelt es sich aber nicht um eine Messung der Energie einfach in Kalorien, wie wir das üblicherweise tun, sondern es wird unterschieden nach dem YANG- bzw. YIN-Gehalt, den wir am ehesten mit anabolischen Kalorien und mit katabolischen Kalorien erklären können. In weiterer Folge handelt es sich dabei um bestimmte Nahrungsmittel, meist Zerealien, die hauptsächlich YANG-Energie produzieren. Es sind dies in erster Linie in China der dort am meisten gebrauchte Reis und zwar der ungeschälte Reis, ferner in den nördlichen Teilen Buchweizen, dann noch Hirse und andere Getreideprodukte. Fleisch hingegen gilt als ausgesprochene YIN-Nahrung. Das berühmte Wort von der Handvoll Reis, mit der ein Chinese den ganzen Tag arbeitet, ist also absolut nicht von der Hand zu weisen. Die immer wieder zu betonende aktive Grundeinstellung des chinesischen Menschen zum Krankheitsgeschehen, das heißt, daß er aktiv gegen seine Krankheit etwas tut oder tun will, ist möglicherweise auch durch die hauptsächliche Zufuhr von YANG-Energie in den Hauptnahrungsmitteln dieses Volkes zu suchen.

Atmungsenergie

Eine andere Quelle der Energiezufuhr ist die sogenannte Atmungsenergie. Auch hier geht nach Ansicht der Chinesen diese Energiegewinnung über die uns bekannten Redox-Vorgänge weit hinaus. Auch hier sehen wir interessanterweise eine Umkehr der bei uns üblichen Vorgangsweise, nämlich dahingegend, daß bei den chinesischen Atemübungen auf die Einatmung geringeres Gewicht gelegt wird als auf die Ausatmung und daß so die Ausscheidung von entsprechenden Stoffen durch die Ausatmung dadurch noch gefördert wird, daß der Proband gehalten ist, möglichst lange seinen Atem anzuhalten. Überall in China kann man Menschen sehen, die ganz freiwillig solche Atemübungen, entweder verbunden mit entsprechenden Turn- oder gymnastischen Übungen oder nur allein allerorten einzeln oder in Gruppen durchführen. Es wird in den Zentren, die sich mit vorbeugender Medizin befassen, gerade auf die Atemübungen größtes Gewicht gelegt. Ihre letzte und stärkste Ausweitung empfangen diese Übungen bei der Vorbereitung und schließlich auch Durchführung von Operationen im Thoraxraum. Bei der Eröffnung der Brusthöhle kann einzig und allein durch gezielte Atemübungen eine entsprechende Sicherheit für den Patienten gewährleistet werden und so das gefürchtete Mediastinalflattern bekämpft werden. Darüber hinaus gibt es alte Regeln, die über diese Möglichkeiten des verlängerten Anhaltens des Atems Auskunft geben, bzw. Verhaltungsmaßregeln darstellen. Eine davon möchte ich näher schildern. Wie alles, was mit der Akupunktur zusammenhängt, ist auch diese relativ einfach und primitiv, aber, bei genauerer Betrachtung, eine fast ideale Kombination von psychischen und körperlichen Anliegen.

Es handelt sich dabei um Folgendes: Man stelle sich den Atem eher als eine feste Masse vor, die nun in ziemlich großer Menge eingeatmet wird und jetzt in Gedanken in die Gegend des Herzens verlagert wird, dort wird sie 3 mal nach links und 3 mal nach rechts in Gedanken gedreht, sodann hinuntergesenkt in die Gegend des Hypogastriums, ebenfalls 3 mal nach links und 3 mal nach rechts gedreht, dann in die Gegend der Genitalien gesenkt, wieder 3 mal links und 3 mal rechts gedreht, sodann nach rückwärts transponiert in die untersten Sakralabschnitte, etwa in die Höhe von LG 4, wieder in entsprechender Weise hin und her gedreht, schließlich hinauf in den Bereich des VII. Halswirbels, also auf den Punkt LG 13 konzentriert, abermals in entsprechender Weise gedreht und schließlich über den Kopf hinweg zur Nase geführt und langsam durch diese ausgeblasen.

Versucht man selbst diese Angaben, so wird man bemerken, daß man, wenn man nicht gleichzeitig dauernd auf die Uhr sieht, sondern unabhängig von einer anderen Person das festhalten läßt, ungleich länger seinen Atem anzuhalten vermag, als das sonst üblich ist. Weiters wird man bemerken, wenn man einigemale hintereinander, mit entsprechenden Pausen dazwischen, diese Übung wiederholt, daß eine unerhörte Erfrischung Platz greift, die sichtlich durch eine vermehrte Ausscheidung von Toxinen durch die Atemluft erklärbar ist. Natürlich soll diese Übung entweder in freier Luft oder in gut gelüfteten Räumen, in einer entsprechenden Ruhelage durchgeführt werden. Der Blick auf die Uhr selbst ist streng zu vermeiden, da dadurch der psychische Faktor des hastigen Europäers angeregt wird und dann auftreten könnte, wenn dieser Ausatmungsvorgang zu lange dauern würde. Wichtig zu bemerken ist, daß diese vorhin geschilderten Vorgänge des Senkens des Atems und des jeweiligen Drehens während eines einzigen Atemzuges, also nach einem einzigen Inspirium durchgeführt werden.

Es scheint sich also hier um eine wesentlich bessere Ausnützung des eingeatmeten Sauerstoffes zu handeln auf der einen Seite, und andererseits, wenn man das jetzt mit den vorhin gezeigten Energieflußgesetzen in Einklang bringen will, um eine Anregung etwa nach der sogenannten Mutter-Sohn-Regel, das heißt, für den nächsten Atemzug werden wesentlich günstigere Bedingungen gebracht. Die Desintoxikation ist sicher durch diese Methode ganz weit in den Vordergrund stellt. Ferner sind bei diesem Beispiel sicher auch Vorgänge maßgeblich, etwa wie beim autogenen Training. Durch die Konzentration auf bestimmte Gegenden, ja sogar Punkte hin, wird ja diese Gegend ganz besonders in die Zirkulation eingeschaltet. Wenn Sie sich noch einmal die angegebenen Räume vergegenwärtigen, so werden Sie sofort feststellen, daß in diesen Gegenden auch immer sehr wichtige Punkte gelegen sind, zum Beispiel KG 17, KG 15, KG 4, auf der Rückseite LG 4, LG 13. Alle diese Punkte sind entweder Reunionspunkte, oder ganz maßgeblich in allgemeine Steuerungsmechanismen eingreifende

Punkte. Sie sehen an dieser Übung das komplexe Denken, das in der chinesischen Medizin immer wieder Platz greift.

Zu bemerken wäre noch, daß der zuerst zu machende Atemzug nicht allzu tief sein soll. Wie immer in der chinesischen Medizin, soll man auch hier versuchen, übertriebene Dinge zu unterlassen, da diese im allgemeinen nur zu Verkrampfungen führen und die nachfolgende Übung nicht leicht geschehen lassen können. Das gilt auch für andere Bereiche, etwa für Übungsbehandlungen an den Extremitäten, auch dort versucht der Chinese immer vom Krampf, vom Spasmus wegzukommen, zu einer leichten, gelockerten Bewegung, bzw. Haltung.

Intersexuelle Energie

Eine weitere Quelle der Energie ist die sogenannte intersexuelle Energie, die nichts mit direkten sexuellen Vorgängen zu tun hat. Es handelt sich hier um gewisse Spannungszustände, die auftreten, wenn Personen verschiedenen Geschlechts auf einem enger begrenzten Raum zusammenkommen. Die berühmte Straffung in der Figur der Männer, aber auch das Gutaussehenwollen der Damen spricht in dieser Richtung und diese Spannungszustände kreieren Energien, die nach Ansicht der Chinesen durchaus in den üblichen Energieersatz einzubauen sind. Solche intersexuellen Energien können nicht nur durch die körperliche Präsenz verschieden geschlechtlicher Personen hervorgerufen werden, sondern auch durch das psychische Konzentrieren auf bestimmte Personen des anderen Geschlechtes. Es ist ja bekannt, daß gerade Werke der Dichtkunst oder sonstige geistige Leistungen, sowohl als auch körperliche, aus diesem Grunde unter Umständen erbringbar sind und vielleicht sind, noch weiter darüber hinaus, die sogeannten Willensleistungen, wie sie bei Hochleistungssportlern manches Mal erfließen, irgendwie auf solche oder ähnliche Parameter rückführbar.

Kosmische Energie

Schließlich spricht man noch von einer kosmischen Energie, über die recht wenig Unterlagen existieren. Es handelt sich dabei nicht nur um Strahlungsvorgänge oder um elektromagnetische Vorgänge des elektrischen Feldes, in dem wir leben, sondern darüber hinaus und zwar gerade bei der Akupunktur, um Ausgleichsvorgänge zwischen der Person des Akupunkteurs und des Patienten, die ja dadurch besonders in den Vordergrund gestellt werden, daß eine Metallnadel, also ein guter Leiter, von der Hand des Arztes in den Körper des Patienten eingesetzt wird. Es entsteht also hier ein direkter Kontakt zwischen den elektrischen Feldern von 2 verschiedenen Menschen. Wenn Sie bedenken, daß Behandlung von „Hand" kommt, daß man Hand anlegen muß an seinen Patienten, dann wird dieser Vorgang vielleicht etwas deutlicher und es sind Versuche bekannt von REBUELTO, der feststellen konnte, daß im Falle einer völligen Abschirmung, etwa mit einer Schutzkleidung wie bei Röntgenärzten, der Effekt der Akupunktur herabgesetzt, wenn nicht fehlend war. Wieweit diese Vorgänge im Großen vergleichbar sind mit Änderungen, zum Beispiel von Spannungen an der Zellmembran durch einen veränderten Wert in der sogenannten interzellulären Flüssigkeit, als Leiter und Mittler, möchte ich im Moment noch dahingestellt sein lassen. Ich glaube jedoch, daß dort eine Erklärung für die eben genannten Phänomena zu finden sein wird. Aber darüber sind noch sehr viele Forschungen anzustellen. Bisher wurde dieses Phänomen nur einmal ganz am Rande von KELLNER untersucht, der mittels eines Benndorf-Voltmeters die Eigenpotentiale verschiedener Personen gemessen hat, die durchaus differierend waren. Diese Eigenpotentiale konnten aber dann durch Berührung, bzw. Zusammenhängen der Probanden mit entsprechend leitenden Geräten ausgeglichen werden und die Möglichkeit des Ausgleichens war von Person zu Person völlig verschieden. Das heißt also, daß ein behandelnder Arzt, der seine Metallnadel in den Körper eines Patienten einführt, mit diesem einen Ausgleich der Eigenpotentiale durchführen muß. Das erklärt auch ein anderes Phänomen, das von Akupunkteuren mit größerer Praxis immer wieder bemerkt wird, daß die Tätigkeit mit der Akupunktur mehr ermüdet, als dem geistigen und körperlichen Aufwand entspricht. Es ist vielleicht über diese Versuche hin erklärbar. Möglicherweise erklärt dieser Versuch auch die Tatsache, daß eine Eigenakupunktur, das heißt also, eine vom Arzt an sich selbst vorgenommene Akupunktur geringere, manchmal auch gar keine Effekte erbringen kann und daß die Akupunktur von einer anderen Person gegeben, bessere Effekte bringt. Der vorhin geschilderte Vorgang des Energieaustausches Arzt-Patient kann aber natürlich auch reversibel sein, also vom Patient zum Arzt hingehend. Es kann vorkommen, daß ein Arzt mit Energie überladen wird, dies kann er in einfacher Weise verhindern, indem er häufig seine Hände in fließendes Wasser hält.

Energiesteuerung (allgemein und speziell)

Grundsätzlich kann man nun einen Patienten nach verschiedenen Maximen behandeln. 1. kann man rein symptomatisch vorgehen, 2. und das erscheint besser, kann man nach den energetischen Störungen des Gleichgewichtes vorgehen. Dies ist immer eine Allgemeinbehandlung, während bei der speziellen Behandlung man sich eher nach der Symptomatik richtet. Es empfiehlt sich insbesondere bei Patienten, die ein breites Spektrum von diversen Beschwerden bieten, auf die einzelnen Beschwerden, bzw. auf das Eingehen auf dieselben zuerst zu verzichten und grundsätzlich die energetischen Störungen in Ordnung zu bringen. Dazu ein Wort:

Es ist häufig so, daß eine Störung in einem Meridian relativ selten vorkommt, meist sind mehrere Meridiane gestört, nicht immer sind es solche von gekoppelten Meridianen. Man muß also erst die Störungsquellen genau herausarbeiten und dann nach den üblichen Gesetzen der Akupunktur einen Ausgleich der Energie zu erzielen versuchen. Gelingt dies nicht, dann muß man nach Ausweichmöglichkeiten suchen. Diese werden dann zum Teil im Kapitel der Pulsdiagnose besprochen, zum anderen Teil aber jetzt gleich hier, denn ich möchte in Kürze mit der Besprechung der außergewöhnlichen Gefäße beginnen.

Vorher ist aber noch etwas zu sagen: Die Energie unterliegt scheinbar noch anderen Gesetzen und zwar dürfte es sich um Gesetze handeln, die zum Schutz des Allgemeinorganismus gelten, die dann in den Vordergrund treten, wenn der Allgemeinorganismus echt gefährdet ist oder wenn er allgemein geschwächt ist und dies dann zu Lasten der spezifischen Ausgleiche gehen.

Dazu ein Beispiel: Wenn Sie zum Beispiel jemanden behandeln, der einen YANG-Zustand, angenommen im Bereiche des Dünndarmes hat und einen YIN-Zustand im Bereiche der Niere und Sie gleichen den über die entsprechenden Punkte aus, das heißt also über den Sedativpunkt des Dünndarmmeridians und über den Tonisierungspunkt des Nieren-Meridians, so werden Sie diese Energie im Zaume halten können. Wenn der betreffende nun eine Allgemeinerkrankung durchmacht, kann auch der schon gewonnene Effekt wieder verloren gehen, weil die Erhaltung der Allgemeinenergie hier vorausgeht. In solchen Fällen erlebt man also trotz richtig gewählter Punkte ein Versiegen, bzw. ein Ausfallen des schon erreichten Effektes und der Patient steht scheinbar wieder am Anfang seiner Beschwerden.

Nun heißt das nicht, daß damit alles verloren wäre, sondern es heißt lediglich, daß das, was man vorher erreicht hat, momentan unterdrückt wurde, weil der allgemeinenergetische Ausgleich im Vordergrund steht. In diesen Fällen zum Beispiel nach Allgemeininfektionen wie grippösen Erkrankungen und ähnlichen Dingen mehr, muß man die schon einmal erfolgreich gemachte energetische Behandlung nochmals wiederholen und wird mit dieser einen oder höchstens 2 Behandlungen sofort den schon gewonnenen Effekt vollkommen wiederherstellen und kann dann darauf aufbauen, entweder weiter energetisch vorgehen oder aufgrund der Symptomatik, wenn sie so wollen, speziell weiter in der Behandlung fortschreiten. Dies ist eine Sache, die man erwähnen muß, weil darauf sonst zu wenig Rücksicht genommen wird, bzw. häufig Patient und Arzt verschreckt sind und sagen, ich komme nicht weiter, ich habe scheinbar einen Fehler gemacht, möglicherweise bei der Pulsdiagnostik zur Erfassung der Kriterien für den Einsatz der Akupunktur in energetischem Sinne.

Ganz anders verhält es sich in Fällen des allgemeingestörten energetischen Gleichgewichtes, das heißt, wo alle oder die meisten Pulse divergierend angegeben sind. In diesen Fällen handelt es sich um eine echte vegetative Dystonie und man muß in diesen Fällen trachten, über einen allgemeinen Energieausgleich die Patienten zuerst ins Lot zu bringen. Dazu braucht man nun nicht sämtliche 6 Sedativ- und 6 Tonisierungspunkte einzusetzen, weder zugleich noch hintereinander (zugleich würde das der Organismus wahrscheinlich gar nicht aushalten), sondern hier kommen sogenannte Reunionspunkte zum Tragen, die imstande sind, auf mehrere Meridiane gleichzeitig einzuwirken. Ein solcher Reunionspunkt ist Punkt LG 13, es ist dies der Punkt, den wir als die „Spinne" bezeichnet haben, er liegt auf dem Dornfortsatz von Zervikale 7 und hat eine Ausstrahlungsmöglichkeit nicht nur auf das Lenkergefäß selbst, sondern auch auf die Meridiane Blase, Gallenblase, Dickdarm, Dünndarm und 3facher Erwärmer. Mit diesem Punkt kann man also eine ganze Reihe von gestörten Meridianen eintrimmen, eine ähnliche Wirkung erfahren wir von den Punkten KG 17 und 15, eventuell auch von KG 6, nicht zu vergessen, die Punkte Magen 36 und KS 6, die ebenfalls eine breite regulative Wirkung ihr eigen nennen.

Mutter-Sohn-Regel

Abgesehen von diesem, etwas außergewöhnlichen Gesetz ist die Regelung der Energie noch nach den bekannten Gesetzen möglich, als da sind Mutter-Sohn, das heißt, der Fluß der Energie von einem Meridian zum anderen ohne Rücksicht darauf, ob es sich um gekoppelte Meridiane handelt. Ich möchte das sofort an einem Beispiel erläutern. Wenn Sie etwa einen Zustand vor Augen haben, wobei im Meridian des Dünndarms ein YANG-Zustand herrscht und im Meridian der Blase ein YIN-Zustand herrscht, so können Sie durch das Anstechen der entsprechenden Punkte, also des Sedativpunktes des Dünndarm-Meridians und des Tonisierungspunktes des Blasen-Meridians einen internen Ausgleich herbeiführen. Man stellt sich das so vor, wenn Sie bei dem seinerzeit gewählten Bild von der Energie als einer Strömungsenergie, vergleichbar mit einem Flußlauf, ausgehen, daß durch das Anstechen des Tonisierungspunktes im schwächeren Blasenmeridian das Gefälle der Energie verstärkt wird und so aus dem im energetischen Überfluß befindlichen Meridian des Dünndarms die Energie beschleunigt in den Meridian der Blase abgeführt wird.

Wenn man eine solche Beschleunigung einleitet, so könnte es sein, daß die Energie durch den Mangel leidenden Meridian der Blase durchfließt, man muß also in Verfolgung dieses Mutter-Sohn-Gesetzes noch den nachfolgenden Meridian, also die Niere, abblocken, damit die Energie nicht zu schnell durch den Blasenmeridian passiert und ihn sedieren, soferne er einen Energie-Überschuß bietet oder tonifizieren, wenn er einen Energie-Mangel bietet, damit errichtet man quasi einen Schutzwall, der wohl den schnellen Strom vom Dünndarm zur Blase gestattet, aber nicht den Durchstrom zu der Niere, sondern daß Energie in der Blase bleibt, weil sie vom vorhergehenden, also von der Mutter des Dünndarms abgezogen wird und in den Sohn, die Blase, einströmt, aber dahinter wird der Schutzdamm errichtet, daß sie nicht allzu rasch weiterströmt in den Meridian der Niere. Befindet sich in diesem Beispiel der Meridian der Niere aber im energetischen Gleichgewicht, so darf man diesen Meridian nicht mit einer Nadel berühren oder irgendwie in seiner Tonuslage verändern.

Soviel zum Gesetz Mutter und Sohn. Dieses überspringt also die Gesetze der Koppelung der Meridiane, wie sie in einfacher Form bei den gekoppelten Meridianen durch den Durchgangspunkt durchführbar sind und geht einfach im Kreislauf der Energie über alle Koppelungen hinweg. Es besteht also hier ein deutlicher Unterschied.

Ehemann-Ehefrau-Regel

Das 2. Gesetz, das uns interessiert, ist das Gesetz Ehemann-Ehefrau. Sie wissen, es handelt sich dabei um einen Vergleich derjenigen Pulse, die an derselben Pulstaststelle entweder oberflächlich oder tief, aber an der linken und rechten Hand verschieden gefunden werden, zum Beispiel an der Pulstaststelle 1 der oberflächliche Meridian des Dünndarmes links und der oberflächliche Meridian des Dickdarmes rechts. Diese beiden stehen zueinander im Verhältnis Ehemann-Ehefrau. An der gleichen Stelle in der Tiefe sind es links der Meridian des Herzens, rechts der der Lunge (die Bezeichnungen links und rechts sind jeweils von der Hand des Patienten übernommen) – diese beiden sind YIN-Meridiane, denn alle YIN-Meridiane liegen ja an den Pulstaststellen in der Tiefe – sie stehen ebenso miteinander nach demselben Gesetz Ehemann-Ehefrau in Beziehung, wie die an den oberflächlichen Taststellen.

Nach diesem Gesetz kann man ebenfalls einen Ausgleich der Energie betreiben und zwar wieder mittels der üblicherweise dazu verwendeten Tonisierungs- bzw. Sedativ-Punkte. Hauptsächlich wird dieses Gesetz aber nicht zur Erhaltung oder zum Ausgleich der Energie angewandt, sondern es sind vielmehr diagnostische Beziehungen und es muß nicht füglich in eine energetische Behandlung eingebaut werden, sondern kann sehr wohl auch in eine symptomatische einbezogen werden. Denn die jeweils nach diesem Gesetz miteinander in Verbindung stehenden Meridiane haben auch nicht selten eine enge topographische Beziehung zueinander, wie zum Beispiel Dünndarm-Dickdarm oder Herz und Lunge usw. sondern sie sind ja durch den Einstich eines Punktes eines Meridianes auch über die Symptomatik gekoppelt. Daher tritt dieses Gesetz für die Regulierung der Energie etwas in den Hintergrund.

Mittag-Mitternacht-Regel

Anders wieder verhält es sich mit dem 3. uns schon bekannten Gesetz, nämlich der Regel Mittag-Mitternacht. Es ist dies das Gesetz der Opposition, das heißt, ein Meridian, dessen Maximalzeit, zum Beispiel die des Herzmeridians, zwischen 12 Uhr mittags und 2 Uhr nachmittags, gelegen ist, hat eine oppositionelle enge Beziehung zu dem Organ, das dieselben Stunden des Nachts okkupiert, von Mitternacht bis 2 Uhr früh regiert der Meridian der Gallenblase, es steht also der Meridian Herz zum Meridian der Gallenblase in einer engen Beziehung. Diese Beziehung wird schon ausgenützt, auch dann, wenn beispielsweise das Herz in einem YIN-Zustand sich befindet, die Gallenblase hingegen im Normalzustand sich befindet. Dann kann ich in gewissen Fällen über die Gallenblase durch das Anstechen von Punkten der Gallenblase her eine Rückwirkung auf das Herz erzielen, die jedoch nicht so kraß sein wird. Häufiger wird es umgekehrt sein. Wenn man einen Patienten in der Zeit 12 Uhr mittags bis 2 Uhr nachmittags behandelt, der beispielsweise einen nach YANG hin veränderten Puls der Gallenblase zeigt und einen nach YIN hin veränderten Puls des Herzens, kann man diesen Patienten an beiden entsprechenden Punkten, also Tonisierungspunkt des Herzens und Sedativpunkt der Gallenblase anstechen und wird so einen stärkeren Einfluß erzielen, da die Organe, die zeitlich oppositionell miteinander verbunden sind, in dieser Zeit eine stärkere Reaktion auf gezielte energetische Behandlungen zeigen werden. Nun werden diese Kombinationen in der Praxis relativ selten anwendbar sein, da man ja nicht üblicherweise die Patienten nach diesen Gesichtspunkten bestellen kann, meist schon gar nicht bei den Meridianen, die ganz in den Nacht- oder frühen Morgenstunden gelegen sind. Man wird aber trotzdem dieses Gesetz im Auge zu behalten haben und dies nochmehr bei der symptomatischen Behandlung, denn gerade die Symptomatik überschneidet sich ja beim vorhin gegebenen Beispiel ganz deutlich, wenn Sie sich in Erinnerung rufen, daß sowohl der Meridian des Herzens als auch der der Gallenblase eine starke Beziehung zur Psyche haben, ja daß sie sogar als ganz wesentliche Meridiane für die Behandlung psychischer Einflüsse gelten. So viel zu den uns bekannten Gesetzen und ein scheinbar neues Gesetz allgemeiner Regulation dazu.

Sonstiges über die Energie

Was wissen wir sonst über diese Energie? Wir kennen nun einzelne Gesetze, die mit ihrer Regulierung etwas zu tun haben. Wir kennen etwas über ihre Ursprünge, aber wir können sie noch nicht definieren. Denn die Definition, die wir von den Chinesen übernommen haben und die sagt, daß sie die Summe aller Lebensäußerungen ist, ist doch eine äußerst weitläufige. Es ist jedoch interessant, daß man gerade jetzt in der ganz modernen Forschung immer mehr zu dem Eindruck kommt, daß die Leistungen der Zelle, im Einzelfall ganz minimal, durch die ungeheure Zahl so groß werden, daß sie einen entscheidenden energetischen Beitrag liefern können, ja es scheint ferner so, daß diese Energie potenzierbar ist bis zu einem gewissen Grade. Wie weit man darüber Bescheid weiß in der Medizin, ist mir leider nicht bekannt. Ich glaube, da sind erst die ersten Anfänge gemacht worden.

Aber in anderen Disziplinen kennt man diese Energie schon. Ich denke an die Atomenergie, ich denke an Kristallspaltung und ähnliche Dinge mehr. Insbesondere die Aufsprengung von Kristallgittern gibt ganz interessante Vergleiche, die möglicherweise Unterlagen für die Forschung über die

Energie und die Akupunktur überhaupt zu liefern imstande sein werden. Hier sieht man, wenn einzelne Bestandteile in den Kristallgittern verändert werden, daß die große nachfolgende Veränderung im gesamten Kristallgitter Räume ergreift, die weit über die einzelne Schädigung hinausreichen und daß diese Vorgänge immer entsprechend der ursächlichen Schädigung, bzw. des Ortes der ursächlichen Schädigung mehr oder weniger gleich ablaufen.

Dies könnte auch die Meridiane erklären, von denen wir ja nur an wissenschaftlichen Unterlagen ihr anderes elektrisches Verhalten kennen, aber keinerlei histologische Veränderung nachweisen können, darüber hinaus ist der Verlauf der Meridiane in den meisten Fällen nicht identisch mit dem Verlauf entsprechender Nervenbahnen, häufiger eher mit Gefäßbahnen, Muskelverlauf und ähnlichen Dingen mehr. Aber das sind ja schon bekannte Tatsachen. Was uns jetzt in der weiteren Verfolgung dieser Gedankengänge interessiert, ist, was diese Energie tun muß im Falle besonderer Einsatzmöglichkeiten. Solche Einsatzmöglichkeiten haben wir schon kurz skizziert durch die Tatsache der Reunionspunkte. Bei Reunionspunkten kommt ja dazu, daß mehrere Meridiane scheinbar kurz geschlossen werden, bei 2 Meridianen gelingt uns dieses Spiel mittels des Durchgangspunktes immer zwischen 2 gekoppelten Meridianen.

Sonderformen der Energie

Wir sehen also Verbindungsmöglichkeiten, die weit darüber hinaus zu gehen scheinen, über das was wir als normalen Kreislauf der Energie kennen, einschließlich der 3 vorgenannten wesentlichen Gesetze. Noch ärger wird diese Unterscheidung im Bereiche der außergewöhnlichen Gefäße oder Wundermeridiane und dazu müssen wir uns eines Gedankenganges bedienen, der scheinbar ein wenig primitiv erscheint, aber gut in das vorhergehende Bild der Steuerung der Energie paßt, wo wir sie mit einem Flußlauf verglichen haben, durch den das Wasser, also unsere Energie strömt und durch die entsprechenden Punkte, die in diesem Gleichnis die Schleusen darstellen, gesteuert werden kann. Im selben Gleichnis werden die außergewöhnlichen Gefäße mit Stauseen verglichen, von denen im Bedarfsfall Energie schlagartig in einen oder mehrere Meridiane eingespeist werden kann oder aber in die sie im Falle eines Überflusses an Energie in den 12 Meridianen hineindisponiert werden kann. Es sind also, wenn Sie so wollen, Vorratsräume, aus denen man was entnehmen kann, die man aber auch damit wieder füllen kann.

Es scheint sich also bei den Energien, die in den außergewöhnlichen Meridianen zu finden sind, um echte Sonderformen zu handeln, es scheint sich um eine Art Reserveenergie zu handeln, die der Organismus wahrscheinlich ab originae mitbekommt und über die er im Notfall im beschränkten Maße disponieren kann. Denn die Entnahme von Energie ist niemals unbeschränkt, immer ist darauf zu achten, daß Energie nachgeliefert werden muß. Haben Sie einen Patienten vor sich, der keinerlei

Energiereserven mehr hat, dann werden Sie weder mit der normalen Meridian-Akupunktur auf energetischer Basis noch mit der Punktur der außergewöhnlichen Gefäße irgendwelche Effekte erzielen können. Diese Fälle sind extrem selten und man muß dann trachten, Energie zu kreieren, die Quellen der Energie auszunützen, die wir schon besprachen und von außen her Energie in den Organismus einführen. Wenn dies nicht möglich ist, dann hat die Akupunktur keine Möglichkeit des Eingriffes, wenn ja, muß man wohl einige Zeit verstreichen lassen, bevor man irgendeine energetische Behandlung wieder einsetzen kann.

II. KAPITEL

Außergewöhnliche Gefäße oder MO'S oder Wundermeridiane

1. Paar: TCHRONG-MO und YIN-OE

Die außergewöhnlichen Gefäße, es gibt deren 8, sind ebenfalls meist paarig zu betrachten. Wir wollen gleich eine Unterteilung machen und als 1. Paar hervorheben, den Wundermeridian TCHRONG-MO oder den Regulator der Energie und ihm gekoppelt, das YIN-OE, den Bewahrer des YIN. Der Kardinalpunkt für das TCHRONG-MO ist Milz-Pankreas = MP 4, der Kommandopunkt für das YIN-OE, den Bewahrer des YIN, ist Kreislauf-Sexualität = KS 6. Bei der Betrachtung dieses 1. Paares sehen wir sofort Dinge, die uns interessieren. 1. der Kardinalpunkt des ersten außergewöhnlichen Gefäßes dieses Paares liegt am Fuß, der des 2. liegt am Arm. Betrachten wir das Paar gemeinsam, so müssen wir sagen, daß beide außergewöhnliche Meridiane eine Tendenz zum YIN zeigen und betrachten wir ihre hauptsächlichsten oder häufigst gefundenen Pulsqualitäten, so sehen wir beim TCHRONG-MO, daß der Nierenpuls und der Puls von MP meistens im YANG befindlich ist. Beim YIN-OE ist es genau umgekehrt, hier sind ebenfalls der Nieren- und der MP-Puls meist im YIN befindlich. Haben Sie also einen solchen Puls vor sich, der Ihnen entweder einen YANG oder einen YIN-Zustand nur an diesen beiden Pulstaststellen zeigt, dann haben Sie das Recht, dieses Paar einzusetzen oder einen dieses Paares, denn man kann sowohl beide Kardinalpunkte eines Paares zusammen verwenden, als auch jeden einzelnen für sich, unter Umständen einige spezifisch indizierte oder auch lokale Punkte dazwischenfügen, das ist kein fixes Gesetz. Auf keinen Fall soll man zuerst beide Kardinalpunkte stechen und dann andere Punkte beifügen. Das ist in der Praxis nicht rätlich.

Wenn wir jetzt für einen Moment den Puls außer Acht lassen, dann können wir auch mit den Indikationen der einzelnen Paare weiter helfen. Im gegenständlichen Fall sind die Hauptindikationen für den Einsatz des TCHRONG-MO über seinen Kardinalpunkt MP 4 allgemeine Verdauungsstörungen, Meteorismus, Appetitlosigkeit, Obstipation und Diarrhö (insbesonders abwechselnd), alle Störungen im Bereich der Leber, aber auch Störungen im Bereiche des Herzens und Kreislaufs, sowie Bradykardie und Palpitationen des Herzens. Dies die Hauptindikationen für den Einsatz des TCHRONG-MO. Für sein gekoppeltes außergewöhnliches Gefäß, das YINOE, mit dem Kardinalpunkt KS 6, sind es teilweise andere Indikationen, zum Teil ähneln sie sich. Auch hier haben wir wieder alle Verdauungsschwierigkeiten, die Obstipation, aber insbesonders die spastische Obstipation, wir haben auch psychische Indikationen, so zum Beispiel Angst,

Aufregung, Vergeßlichkeit, Neigung zu Epilepsie, sprich zum pêtite mal, wir haben Hypertension, wir haben Alpträume und wir haben eine allgemeine Atonie. Spezifisch noch die Indikation Schwächen der Venenwände und daraus sich entwickelnde Schmerzzustände.

Wir können also auch rein über diese Indikationen dieses Paar verwenden, jedoch, wie gesagt, unter Beachtung der vorher gegebenen Regel, daß man es entweder ganz als entsprechendes Paar verwendet oder aber, daß man den einen oder den anderen Teil verwendet oder daß man zuerst den Kardinalpunkt des einen Teiles des Paares gibt, dann lokale Punkte dazu und mit dem des 2. Teiles des Paares abschließt. Keinesfalls, ich wiederhole, darf man zuerst beide Kardinalpunkte geben und dann entsprechende spezifische oder symptomatische Punkte.

2. Paar: TAE-MO und YANG-OE

Über den Verlauf dieses Paares möchte ich erst etwas später sprechen, ich möchte mich jetzt gleich dem 2. Paar zuwenden, welches besteht aus dem TAE-MO oder dem Gürtelgefäß, das wir zum Teil schon aus der Einführung her kennen. Sein Kardinalpunkt befindet sich am Fuß und ist der Punkt G 41, der 2. Teil des Paares ist das sogenannte YANG-OE oder der Bewahrer des YANG, sein Kardinalpunkt ist der Punkt 3 E 5, er liegt wiederum am Arm. In gleicher Weise wollen wir die Pulsqualitäten betrachten, die üblicherweise für den Einsatz dieses Paares maßgeblich sind. Für das TAE-MO finden wir die Pulse von Blase, Niere, Gallenblase, Leber, Magen und Milz-Pankreas meist im YANG-Zustand. Für das YANG-OE finden wir die Pulse von Blase, Gallenblase, Dickdarm, Dünndarm und 3facher Erwärmer meist im YIN-Zustand. Beide zusammen haben aber eher eine Tendenz zum YANG, was aber nichts über die Pulsqualität aussagt. Wie Sie sehen, ist die Erfassung dieser beiden Gefäße über den Puls relativ schwierig, weil 6, bzw. 5 Meridiane gleichzeitig interessiert sind. Das klingt sehr schwierig, ist es aber in Wirklichkeit weit weniger, weil die Dominanz von so vielen Meridianen auffällt und wenn Sie so viele Änderungen vor sich sehen, werden Sie wohl in erster Linie an dieses Paar automatisch denken.

Über die Indikationen kann man ebenfalls zu diesem Paar kommen und zwar hat das TAE-MO mit dem Kardinalpunkt G 41 alle Schmerzen, die sich insbesondere auf die lumbodorsale Region, auf die Hüften, aber auch, ganz im allgemeinen Sinn, weiters auf den Kopf, auf den Nacken, auf die Extremitäten, auf alle Spasmen, sowie auch auf allgemeine Schmerzzustände im Bauchraum auswirken. Es wird dieses Gefäß auch indiziert sein bei allen Formen von Arthritis, Kontrakturen, ebenso wie bei schlaffen Lähmungen und es wird auch eine Wirkung auf den gynäkologischen Raum haben, wie bei Amenorrhö und Dysmenorrhö. Sie sehen also ein ganz breites Spektrum mit der Hauptbetonung auf dem Schmerz, mit der Hauptbetonung auf die Organe des Bewegungsapparates und nur in zweiter Linie auf die des Bauchraumes und des kleinen Beckens. Das gekoppelte Gefäß, das YANG-OE mit seinem Kardinalpunkt 3 E 5 hat zum Teil ähnliche, zum Teil andere Indikationen. Wieder sind es hier Schmerzen, insbesondere im Sinne von Neuralgien, im Sinne von Pruritus, im Sinne von Hitze- und Kältegefühl und es sind, mehr lokalisiert, alle Schmerzen im Bereiche der Gelenke. Ferner kommt noch eine Wirkung auf die Haut ganz allgemein und insbesondere auf die Akne ins Treffen und ebenso auf den Pruritus, wie schon erwähnt. Schließlich auch noch auf Blutungen aller Art. Wir sehen also, wenn wir das Paar gemeinsam betrachten, eine ziemlich breite Aktion auf scheinbar äußerst divergierende Zustände.

Wie gesagt, dieses Paar hat eine Tendenz zum YANG und wir können, wenn wir die ersten beiden Paare jetzt betrachten, schon wieder etwas Gemeinsames und etwas Gegensätzliches feststellen: Das Gemeinsame ist die Abwechslung Fuß-Arm-Fuß-Arm der Kardinalpunkte, das Gegensätzliche ist fürs 1. Paar eher die Tendenz zum YIN und für das zweite die Tendenz eher zum YANG. All dies sind aber keine absoluten Werte.

3. Paar: TOU-MO und YANG-TSIAO-MO

Bitte wenden wir uns nun dem 3. Paar zu. Es besteht aus dem sogenannten TOU-MO oder Lenker- oder Gouverneurgefäß (LG, GG). Sein Kardinalpunkt ist der Punkt Du 3, auf dem Arm gelegen. Die Pulstastung dieses Gefäßes ergibt im allgemeinen einen YANG-Puls im Bereiche des Magens und einen ebensolchen im Bereiche des Dünndarms. Sein gekoppelter Anteil ist das sogenannte YANG-TSIAO-MO oder der Beschleuniger des YANG, sein Kardinalpunkt ist B 62 und ist am Fuß gelegen. Die für dieses Gefäß maßgeblichen üblichen Pulse sind Blase, Dünndarm, Dickdarm, Magen und Gallenblase, alle im YIN. Beide zusammen haben jedoch eine Tendenz zum YANG.

Wir wollen jetzt von der Symptomatik her dieses Paar besprechen. Der erste Anteil TOU-MO mit seinem Einschaltpunkt Dü 3 hebt die moralische und psychische Energie ganz allgemein. Es ist ferner wirksam, bei allen Neuralgien, bei allem was den Kopf, den Nacken und die Wirbelsäule betrifft und bei Zuständen, die an tetanische Zustände erinnern. Der gekoppelte Anteil, das YANG-TSIAO-MO mit dem Kardinalpunkt Blase 62 ist das Hauptgefäß für alle Lähmungen, apoplektischer oder sonstiger Art, für alle Kontrakturen und Krämpfe und für Schmerzen, insbesondere im Bereich des Nervus ischiaticus. Wieder betrachten wir dieses Paar, wieder sehen wir die Differenzierung der Kardinalpunkte an Hand und Fuß, nur ist es diesmal umgekehrt wie bei den ersten beiden Paaren. Hier hat der erste Anteil seinen Kardinalpunkt am Arm, während er ihn bei den ersten Paaren auf dem Fuß hatte und umgekehrt.

4: Paar: JENN-MO und YIN-TSIAO-MO

Wir gehen gleich und schnell weiter zum 4. und letzten Paar, welches aus dem JENN-MO oder Konzeptionsgefäß (KG) besteht. Sein Kardinalpunkt ist der Punkt LU 7, wieder am Arm gelegen. Der gekoppelte Anteil, also das YIN-TSIAO-MO oder der Beschleuniger des YIN's, hat seinen Kardinalpunkt am Fuß und zwar am Punkte N 6 der üblichen Nomenklatur. Die Pulse sind folgende: für das JENN-MO ist meist nur der Lungenpuls im YANG-Zustand, beim YIN-TSIAO-MO sind die Pulse von Niere, Blase und Magen meist im YIN-Zustand. Beide Gefäße zusammen haben eine Tendenz zum YIN. Von der Symptomatik her hat das JENN-MO mit dem Kardinalpunkt Lu 7 insbesondere alle Schwächezustände auf sich vereinigt, Schwächezustände im allgemeinsten Sinne, im sexuellen Sinne, im Sinne der Verdauung, der Atmung, der Bewegung, was Sie wollen, das Vordergründige ist immer die Schwäche. Das YIN-TSIAO-MO hingegen hat eine besondere Beziehung zum Urogenitaltrakt. Alle Erscheinungen des Urogenitaltraktes können über dieses außergewöhnliche Gefäß abgehandelt werden. Ferner trifft hier ganz besonders die sexuelle Schwäche noch zu, seltener die Obstipation, insbesondere bei Frauen. Schließlich ist auch die schlaffe Lähmung zu erwähnen, die über dieses Gefäß vornehmlich behandelt wird, sofern außergewöhnliche Gefäße eingesetzt werden.

Gemeinsame Betrachtungen

Wir wollen nun gemeinsam alle diese 8 wunderbaren Gefäße noch einmal kurz betrachten, bevor wir uns auf deren einzelne Verläufe und deren Besprechung konzentrieren. Grundsätzlich ist folgendes zu sehen: wir haben auch hier eine Art Koppelung, also das Auftreten von Paaren, das 1. Paar besteht aus der Regulation der Energie und dem Bewahrer des YIN, es hat eine Tendenz zum YIN, das 2. Paar besteht aus dem Gürtelgefäß und dem Bewahrer des YANG, es hat eine Tendenz zum YANG, das 3. Paar besteht aus dem TOU-MO und dem YANG-TSIAO-MO, also dem Beschleuniger des YANG, es hat eine Tendenz zum YANG und das 4. Paar besteht aus dem JENN-MO und dem YIN-TSIAO-MO, es hat eine Beziehung zum YIN. Wir sehen also, grobpaarig gesehen, die Abwechslung YIN-YANG-YANG-YIN, ähnlich wie wir sie bei den Umläufen der einzelnen Meridiane im Sinne des Meridiankreislaufes finden.

Zum zweiten sehen wir, daß eine Abwechslung besteht, daß das 1. Paar im 1. Anteil seinen Kardinalpunkt am Fuß, im 2. Teil des Paares am Arm hat, bei dem 2. Paar ist es genau so, beim 3. und 4. Paar ist es umgekehrt, da hat der 1. Anteil den Kardinalpunkt am Arm und der 2. hat ihn am Fuß. Es entstehen dadurch gewisse Polaritäten, die, wie immer in der Akupunktur, sehr wichtig sind. Ferner dürfen wir annehmen, generell gesehen, daß die außergewöhnlichen Gefäße normalerweise nicht ins Spiel kommen, das heißt im Zustand der Gesundheit kann man sie weder feststellen, noch kann man sie über ihre Kardinalpunkte ansprechen. Sie sind also praktisch virtuell oder physisch nicht vorhanden, mit Ausnahme des JENN-MO und des TOU-MO die, wie Sie wissen, Träger wichtiger Punkte sind und dauernd von einer gewissen Menge Energie durchströmt werden. Diese Energie verläuft in beiden Gefäßen aufsteigend. Wir kommen darauf noch beim Verlauf zu sprechen. Des weiteren können wir sagen, daß die außergewöhnlichen Gefäße nur im Falle außergewöhnlicher Erscheinungen auftreten. DE LA FUYE hat das einmal sehr schön bezeichnet, als er sagte, verwenden Sie diese Gefäße nur im Falle einer Maladie chronique rebelle, das heißt, einer chronischen, rebellierenden Erkrankung. Ich bitte, diesen Eindruck mit sich zu nehmen, also niemals darf man von Anfang an einen Patienten mit außergewöhnlichen Gefäßen erstmals behandeln, das ist ein Fehler, sondern nur dann, wenn er auf eine gut gewählte Behandlung sowohl in energetischer Hinsicht als auch in symptomatischer Hinsicht nicht anspricht oder nicht genug anspricht, dann darf man an diese außergewöhnlichen Gefäße denken und sie einsetzen. Sie treten also praktisch im Falle des Exzesses erst auf, wenn Sie so wollen. Der Puls dient sowohl der Kontrolle, ob diese Beschwerden mit den entsprechenden angenommenen außergewöhnlichen Gefäßen zusammenpassen, als auch als Hinweis darauf, daß solche Gefäße eingesetzt werden könnten. Denn wenn Sie vom JENN-MO mit seinem einzigen Pulstastbefund im Bereiche der Lunge absehen wollen, dann werden Sie sofort sehen, daß Kombinationen häufig sind, manchmal sogar sehr zahlreiche vorhanden sind und wenn Sie diese Kombinationen finden und zudem die Symptomatik in etwa übereinstimmt, dann haben Sie das Recht, diese außergewöhnlichen Gefäße einzusetzen.

Gemeinsame Indikationen der Paare

Bevor wir uns aber allgemein über diese Gefäße unterhalten, möchte ich Ihnen noch eine weitere Möglichkeit der Indikationen anbieten und zwar ist es eine Indikationsmöglichkeit, die über die gemeinsamen Aktionen dieser Paare Auskunft erteilt und zwar haben wir das 1. Paar, nämlich TSCHRONG-MO und YIN-OE puncto ihrer gemeinsamen Indikationen dahingehend anzusehen, daß sie insbesondere wirken auf alle Erscheinungen, die sich im Thoraxraum abspielen, in der epigastrischen Region und in letzter Linie auch im restlichen Abdomen. Wenn wir das katalogisieren wollen, so können wir sagen, gemeinsam sind sie einzusetzen:

1. Paar

1. bei allen Indikationen oder Erkrankungen, die mit einer Fülle von Gasbildung einhergehen, das heißt sowohl bei Aufstoßen, Tympanismus, Brechreiz, als auch bei Meteorismus, bei Verstopfung, abwechselnd mit Diarrhoen und bei allen Fällen von Ärogastrie, Magenblähungen und ähnlichen Vorgängen mehr.

2. das zirkulatorische System betreffend, alle Schmerzen in der Herzgegend, also präkordial und in der Herzgegend selbst, alle anginösen Beschwerden und alle Palpitationen, die irgendwie in die Gegend des Herzens konzentriert werden von Seiten des Patienten.

3. Mehr auf das Psychische ausgerichtet, so handelt es sich hier insbesondere um schlechtes Gedächtnis, Angst, Phobien, Neigung zur Mieselsüchtigkeit, Schwierigkeiten in der Wortbildung und ähnlichen Erscheinungen mehr. Letztlich den Allgemeinzustand betreffend, alle Schwächen der Bindegewebe, alle Zustände, die mit höheren, wenn auch kurz dauerndem Fieber einhergehen.

2. Paar

Das 2. Paar bietet an gemeinsamen Indikationen insbesondere die folgenden:

1. Schmerzen aller Art, Schmerzen insbesondere am Arm, Ellbogen, Schulter, Handgelenken, aber auch im lumbalen Bereich, im Bereiche des Ischias, im Bereiche des Unterschenkels, alle Sorten von Arthritiden mit Schwellungen, insbesondere solche im Hüftbereich, letztlich aber auch Schmerzen im Bereiche der Kiefer und der Zähne und überhaupt Neuralgien im allgemeinen über den ganzen Organismus verteilt.

2. den Bewegungsapparat betreffend. Alle Arten von Kontrakturen, alle Arten von Paraesthesien, ganz besonders der sogenannte Schreibkrampf und die Steifigkeiten und Klammheiten der Finger.

3. Hautkrankheiten betreffend, Ekzeme, Urtikaria und die meisten anderen Hauterkrankungen ebenso.

4. das Kreislaufsystem betreffend, Hämorrhagien aller Arten, im Lungenbereich Stauungen, im Bereich des Verdauungstraktes ebenso Stauungen und im Allgemeinzustand alle Arten von Ödemen, insbesondere solche in der Knöchelgegend, Schwäche aller Glieder, besonders in der Rekonvaleszenz und Störungen des Schlafes durch Alpträume und ähnliche schreckhafte Geschehnisse mehr.

3. Paar

Das 3. Paar bietet an gemeinsamen Indikationen insbesondere Störungen

1. des zirkulatorischen Systems, hier besonders die Apoplexie und alle Blutungen im Bereiche des Schädels.

2. Das Nervensystem betreffend, den Petit mal der Epilepsie, das Zittern, jedoch nicht den Morbus Parkinson, alle tetanischen Krisen, Hemiplegien und zerebrale Reizerscheinungen.

3. die Psyche betreffend, allgemeine psychische Überspanntheit, Schlaflosigkeit und verlangsamte Intelligenzregungen.

4. die Sensibilität betreffend, Migränen, alle neuralgischen Schmerzen, insbesondere an Kopf und Hals sowie an der Wirbelsäule, ganz besonders indiziert bei Kopfschmerzen.

5. den Bewegungsapparat betreffend, alle Kontrakturen und Paraesthesien, auch den Torticollis spasticus und Trismus.

6. die Sinnesorgane betreffend, Schwerhörigkeit, Ohrgeräusche, aber auch Ödeme der Lider, Neigung zum Tränenfluß und Epistaxis.

7. den Verdauungstrakt betreffend, Neigung zu Entzündungen der hinteren Rachenabschnitte und Ödembildung dortselbst.

8. die Haut betreffend, Abszesse und Furunkelbildung, insbesondere in der Nackengegend.

4. Paar

Schließlich das letzte Paar, es hat gemeinsame Indikationen nach 4 Richtungen:

1. den Atmungstrakt betreffend, alle chronischen Katarrhe, Rhinitis, Sinusitis, Asthma und spastischer Husten sowie alle Schwellungen im Halsraum.

2. das Urogenitalsystem betreffend, Impotenz, Frigidität, Schwäche nach Geburten, Leukorrhö, Pollakisurie und Polyurie.

3. den Verdauungstrakt betreffend, Schläfrigkeit nach dem Essen, abwechselnd Verstopfung und Diarrhö, Pruritus ani aber auch schwere Durchfälle, Erbrechen und Kolitis.

4. den Allgemeinzustand betreffend, alle Verlangsamungen im Ablauf der Nahrungsaufnahme und Verdauung sowie alle generalisierten Ödeme und stoßweise Wärmesensationen, ähnlich den Wallungen im Klimakterium, wobei das Klimakterium, das sei gleich gesagt, nicht als eigener Krankheitszustand angesehen wird, sondern nur übersteigerte klimakterische Beschwerden mittels der Akupunktur, eventuell unter Verwendung der außergewöhnlichen Gefäße, angegangen werden können. Denn die Akupunktur kann nur in die Norm rückführen, sie kann nicht nach plus oder minus dauerhaft überschießend arbeiten.

Nachdem wir nun einiges über diese außergewöhnlichen Gefäße gesagt haben, wollen wir nun deren Verlauf im einzelnen betrachten:

Verlauf des 1. Paares: TCHRONG-MO

Wir beginnen wieder mit dem 1. Paar und da mit dem TCHRONG-MO. Ich wiederhole, sein Kardinalpunkt ist MP 4, dies ist gleichzeitig auch der Durchgangspunkt des Meridians MP, das finden wir öfters bei den außergewöhnlichen Gefäßen. Der Verlauf dieses Gefäßes ist folgender: Das Gefäß beginnt auf KG 1, also knapp vor und oberhalb des Anus, geht von dort lateral zu N 11, das ist der Sexualpunkt am oberen Rand der Symphyse, etwa 2 Querfinger lateral der Medianen. Von dort bleibt das außergewöhnliche Gefäß auf dem Verlauf des Nierenmeridians bis zu seinem Punkte N 21, wo es endet. Das Gefäß verläuft also, nachdem es den KG 1 verlassen hat, bilateral auf beiden Seiten, hat eine Tendenz wie gesagt zum YIN und sein Einschaltpunkt MP 4 wird auch meist in Silber gestochen. Nun wirft sich die Frage auf, MP 4 hat ja keine Beziehung direkt zu dem eben geschilderten Verlauf, wie kommt nun der Einschaltreiz zu dem eigentlichen Verlauf des außergewöhnlichen Gefäßes? Dazu dienen die sogenannten Anastomosen. Diese Anastomosen, wie wir sie nennen, oder Sekundärgefäße, wie man auch sagen kann, dienen als Einschaltmechanismus und verbinden einzelne Meridiane untereinander. Im gegenständlichen Fall müssen wir also vom Meridian MP auf das KG, bzw. auf den Nierenmeridian eine Zuleitung haben. Betrachten wir die Topographie, so werden wir folgendes sehen: Vom Punkt MP 13 gibt es eine Überleitung, eine Anastomose zum Punkt KG 3, vom Punkt MP 14 eine ebensolche zum Punkt KG 4, vom MP 15 gibt es 2 solche, sowohl zum KG 12 als auch zu KG 13, wir haben also 3 Einspeisungsmöglichkeiten für den auf dem Meridian MP und da auf seinem 4. Punkt gesetzten Reiz auf das KG. Von dort geht die Energie in den Nierenmeridian über die nunmehr eigene Leitung des TCHRONG-MO und wir haben damit eine direkte Zuleitung gefunden. Solche Anastomosen finden wir bei den meisten MO's, nur einzelne haben die Zuleitung selbst auf dem Meridian und in 1 Fall ist es der Kommandopunkt, bzw. der Kardinalpunkt selbst, von dem aus die Einschaltung erfolgt. Aber das sehen wir später. Dieses galt für das TCHRONG-MO, den 1. Teil des 1. Paares.

Verlauf des 1. Paares: YIN-OE

Der 2. Teil des 1. Paares ist YIN-OE. Sein Einschaltpunkt ist KS 6. Auch hier handelt es sich wieder um den Durchgangs- oder Lopunkt des Meridians KS. Der Verlauf dieses Gefäßes ist folgender: es beginnt auf dem Punkt N 9 und dieser liegt 5 Querfinger oberhalb des inneren Knöchels, von dort zieht es zu dem Punkt MP 11a, das ist der Punkt, der eine Kreuzung darstellt zwischen den Meridianen MP, LE und Magen und der sich am unteren Winkel des Scarpa'schen Dreieckes befindet. Von dort verfolgt das außergewöhnliche Gefäß den Meridian MP bis zu seinem 16. Punkt, macht dann (angeblich) einen Sprung zurück zu MP 15, zieht sodann überschneidend über die Meridiane von Leber, Magen und Niere zum Punkt KG 22, verläuft auf diesem noch ein wenig höher und endet auf dem Punkt KG 23. Außer auf dem KG ist auch dieses außergewöhnliche Gefäß bilateral spiegelbildlich gleich vorhanden, der Punkt KS 6, also der Kardinalpunkt wird vornehmlich in Gold gestochen.

Wieder erhebt sich die Frage, wie man vom Meridian KS auf den N, bzw. MP, bzw. KG hingelangt. Also wie die Einspeisung des Reizes zu erfolgen hat. Daher haben wir auch hier wieder Anastomosen. Anastomosen, die sogar doppelt berühren und zwar die 1. beginnt von KS 1, zieht über den Punkt N 23 zu dem bekannten Punkt KG 17, der auch einer der wesentlichsten Reunionspunkte in der Akupunktur ist. Von diesem KG 17 wird nun die Energie in einer eigenartigen, wabenförmigen Form noch auf andere Punkte des KG eingespeist. Wenn Sie sich das vorstellen, so bilden sich bilaterale Bögen, das heißt es geschieht hier etwas, was unical ist, das an sich unpaarige KG hat durch diese Kreise praktisch einen 3fachen Verlauf innerhalb bestimmter Punkte und zwar gehen diese Kreise, die hier eine Rolle spielen, von KG 17 zu KG 13, von KG 13 zu KG 12 und von KG 12 zu KG 7. Es sind also diese 3 Kreise, die ich jetzt erwähnt habe, alle auf dem KG selbst gelegen. An diesen Partien verläuft das KG wohl von den Punkten 7 bis 17 als vordere mediane Linie aufwärts mit dem aufsteigenden Energiegehalt, hat aber zwischen den genannten Punkten noch 2 seitliche Äste, links und rechts spiegelbildlich gleich, so daß also dort eine Überbrückung von Punkten stattfinden kann. Dies ist ein ganz interessantes Phänomen, das typisch ist für die außergewöhnlichen Gefäße und das uns zeigt, daß es auch innerhalb eines Gefäßes noch einmal besondere Kurzschlüsse geben kann.

Wenn wir jetzt dieses Paar hinsichtlich seines Verlaufes noch einmal betrachten, so sehen wir interessante Dinge:

1. das Gefäß TCHRONG-MO beginnt auf dem Punkt KG 1 und verläßt danach sofort das KG. Das Gefäß YIN-OE beginnt auf dem Punkt N 9 und speist ein auf KG 22 und endet auf KG 23, das heißt, die Verläufe am Beginn des 1. Teiles des Paares, also des TCHRONG-MO liegen auf dem KG, das Ende des 2. Teiles dieses Paares, das YIN-OE, ist ebenfalls auf dem KG, aber am oberen Abschnitt desselben, am obersten würde ich sogar sagen, während das TCHRONG-MO am untersten Teil und zwar am 1. Punkt beginnt. Damit haben wir wieder etwas, was wir oft in der Akupunktur treffen, nämlich die sogenannte Polarität.

2. spielt beim TCHRONG-MO der Nierenmeridian eine integrierende Rolle, denn von seinem Punkte 11 bis zu seinem Punkt 21, an dem das TCHRONG-MO endet, verläuft dieses außergewöhnliche Gefäß komplett auf dem Meridian der Niere. Der 2. Teil, das YIN-OE, beginnt auf ihm und überkreuzt es dann später noch ein 2. Mal. Damit haben wir wieder etwas gemeinsames, das heißt der Nierenmeridian kommt bei beiden Anteilen des 1. Paares ins Spiel, beim 1. verlaufsmäßig sehr viel, beim 2. kurz, aber als Beginn. Betrachten wir die Anastomosen, so sehen wir, daß beim 1. Paar die Einspeisungen alle auf das KG erfolgen, beim 2. Paar ist es genau so, wobei das KG nocheinmal diese 3fachen Verläufe in einem beträchtlichen Teil desselben zeigt. Damit haben wir etwas gemeinsames, damit verstehen wir auch, warum die Tendenz des ersten Paares zum YIN hingeht, denn wir wissen, noch aus dem Studium der Meridiane und der beiden außergewöhnlichen Gefäße, die üblicherweise, so auch bei uns, mit den Meridianen

gemeinsam abgehandelt werden, nämlich JENN-MO und TOU-MO, daß das JENN-MO eine deutliche Beziehung zum YIN hat, wie das auch schon jetzt bei den außergewöhnlichen Gefäßen zum Ausdruck kam. Damit hätten wir das erste Paar abgeschlossen.

Verlauf des 2. Paares: TAE-MO

Wir wenden uns dem 2. Paar zu. Bestehend auf dem TAE-MO, dem sogenannten Gürtelgefäß mit dem Kardinalpunkt G 41. Dieses Gefäß beginnt auf dem Punkt Le 13 und bildet jetzt zirkulär Kreise, ähnlich wie ein Spulenfeld um den ganzen Bauch, das heißt, es zieht von Le 13 der einen Seite zu Le 13 der anderen Seite und steigt dann ab zum Punkt G 26, dem höchsten Punkt des Darmbeinkammes der einen Seite, zieht zu dem der anderen Seite, steigt dann langsam ab zum Punkt G 27 der einen Seite, zieht wieder zu G 27 der anderen Seite, von dort zu G 28 auf der Spina iliaca superior anterior der einen Seite und von dort zu dem der anderen Seite. Man kann also in dem Fall nicht von einem bilateralen spiegelbildlichen Verlauf sprechen, sondern man behält sich am besten das Bild eines Spulenfeldes, das durch diese 4 Punkte beiderseits herumläuft und zwar jeweils den Körper umkreisend in 4 Kreisen. Der Punkt G 41 wird in erster Linie oder hauptsächlich mit Silbernadeln gestochen. Der Punkt G 41, der Kardinalpunkt für dieses Gefäß, liegt auf dem Meridian der Gallenblase. Wir haben hier auch noch ein Phänomen zu beachten, wir haben in diesem Fall keine direkte Anastomose, die zur Überleitung der Energie notwendig wäre, da die meisten Punkte sowieso auf dem Gallenblasenmeridian gelegen sind, aber wir haben eine transversale Verbindung zwischen den Meridianen Blase-Niere, Gallenblase-Leber sowie Magen und Milz-Pankreas, die also alle in der Mitte des Leibes noch einmal in einer horizontalen Ebene miteinander verbunden sind. Das ist eine Ausnahme, die wir bei diesem außergewöhnlichen Gefäß finden und die auch eine wesentliche Rolle für die Bedeutung des TAE-MO herausstreicht, wir sagten ja, daß es für alles Geschehen im Bauch zuständig ist, durch diesen Verlauf wird das völlig klar.

Verlauf des 2. Paares: YANG-OE

Der 2. Teil dieses 2. Paares ist das YANG-OE, sein Kardinalpunkt ist der Punkt 3 E 5, wieder handelt es sich um den Durchgangs- oder Lopunkt des gleichen Meridians, also des 3 E. Der Verlauf dieses Gefäßes ist ein längerer, es beginnt auf dem Punkt B 64, zieht von dort zum Punkt B 63 und B 62 – (Achtung ! dieser ist ebenfalls ein Kardinalpunkt und zwar für das YANG-TSIAO-MO aber wird in diesem Falle nicht als Kardinalpunkt gezählt, sondern lediglich als Verlaufspunkt im Verlaufe des außergewöhnlichen Gefäßes YANG-OE), sodann wechselt dieses Gefäß ab dem Punkt B 62 auf den Meridian der Gallenblase über und verläuft auf diesem vom

Punkte G 35 bis zum Punkte G 29, sodann hat es einen eigenen Verlauf, allerdings ohne spezifische Punkte, zwischen den Meridianen von Gallenblase und Blase, erreicht schließlich den Punkt Di 14, von dort zieht es auf den Punkt 3 E 13, dann zum Punkt G 21, macht nun einen haarnadelförmigen Sprung zurück zum Punkt Dü 10, wieder eine haarnadelförmige Kurve zum Punkte G 20 hinter dem Mastoid und bleibt dann auf dem Meridian der Gallenblase bis zum 13. Punkt, wo es endet. Bei diesem Gefäß gibt es ebenfalls keine direkten Anastomosen, da ja über den Punkt 3 E 13 der Kardinalpunkt 3 E 5 direkt mit dem Verlauf des außergewöhnlichen Gefäßes verbunden ist. Auch dieses Gefäß verläuft bilateral, der Punkt 3 E 5 wird üblicherweise hauptsächlich mit der Goldnadel behandelt. Betrachten wir wieder diese beiden Gefäße, dann sehen wir hier, im Gegensatz zum 1. Paar, keine augenfälligen Erscheinungen. Das heißt, das eine hat einen transversalen Verlauf und das andere hat einen ausgesprochen longitudinalen Verlauf von den Füßen bis hinauf an den Kopf und zwar nimmt es an den Füßen die Außenseite des Fußes ein und am Kopf ebenfalls die Außenseite, denn wie Sie sich erinnern, der Meridian der Gallenblase hat gerade am Kopf wüste Zackenbildungen und das außergewöhnliche Gefäß tut dies auch im Bereich von Schulter, bzw. Hals. Mit anderen Worten, der 1. Teil, das TAE-MO, umstreicht eine relativ bandförmige, in der Mitte des Leibes gelegene Fläche zirkulär und horizontal, während sein gekoppeltes Gefäß, das YANG-OE, das einen ausgesprochen longitudinalen Verlauf nimmt und über die ganze Länge des Körpers an dessen äußerer Seite verläuft, wobei manche Partien durch das Zurückfallen und Wiederansteigen von einem Meridianpunkt zum anderen eine weite Beschickung der Außenfläche, im Bereiche des Halses auch der dorsalen Fläche mit sich bringt. Wir sehen also hier die Bildung eines, wenn Sie so wollen, Achsenkreuzes und sehen daher die breite Einwirkungsmöglichkeit gerade dieses Paares auf allgemeine Geschehnisse, insbesondere auf Schmerzen und ähnliche Dinge mehr.

Verlauf des 3. Paares: TOU-MO

Soviel zu dem 2. Paar und wir wenden uns nun dem 3. Paar zu, bestehend aus dem TOU-MO oder Lenkergefäß und dem YANG-TSIAO-MO, dem Beschleuniger des YANG. Der 1. Anteil, das TOU-MO hat seinen Verlauf bekannterweise in der dorsalen Medianen, also praktisch über alle Dornfortsatzspitzen ziehend und schließlich über den Kopf, über den Nasenrücken, immer in der Medianen ziehend, endend auf der Gingiva des Oberkiefers. Die Punkte beginnen knapp oberhalb des Anus mit dem Punkt GG oder LG 1 und ziehen bis zum Punkt LG 27 auf der Gingiva. Dieses Gefäß verläuft unilateral, entspricht also der dorsalen Medianen. Sein Kardinalpunkt ist Dü 3 und wird vornehmlich in Silber gestochen. Auf diesem Gefäß liegen eigene Punkte, das wurde ja schon im Buch für Anfänger besprochen und wir müssen nun sehen, wie es zu einer Anastomosierung vom Meridian des Dünndarms auf das Lenkergefäß hin kommt. Hier ist der wesentliche Punkt LG 13, von dort zieht eine Anastomose über den Dünndarmmeridian zum Punkt M 12. Alle drei genannten Punkte liegen auf der Höhe von Cervicale 7. Es handelt sich also um eine semicirculäre Verbindung in der Höhe des 7. Halswirbels. Die Anastomose erfolgt durch einen nicht näher bezeichneten Punkt am Schnittpunkt dieser Anastomosenlinie von LG 13 zum M 12 mit dem Meridian des Dünndarms.

Verlauf des 3. Paares: YANG-TSIAO-MO

Der 2. Teil dieses Paares besteht aus dem YANG-TSIAO-MO. Sein Kardinalpunkt ist B 62. Es ist dies gleichzeitig (und das ist unical) der Anfangspunkt des außergewöhnlichen Gefäßes selbst. Denn dieses beginnt auf B 62, zieht über B 61, B 60 zu B 59, von dort, auf einem eigenen Verlauf, jedoch ohne Punkte, zwischen dem Meridian von Gallenblase und Magen nach oben über Unterschenkel und Oberschenkel, kreuzt in der Hüftgegend den Gallenblasen-Meridian und zieht dann zum Punkt Dü 10, von dort, wieder auf einem eigenen Verlauf, zum Punkt Di 16, Di 15, sodann durch M 10, verläuft auf dem Meridian des Magens bis zu dessen Punkt 4, springt von dort zum Punkt B 1 und endet nach einem eigenen Verlauf über den Schädel, ohne weitere Punkte, auf dem Punkt G 20. Auch dieses Gefäß kommt bilateral vor, der Kardinalpunkt B 62 wird meist in Gold gestochen. Es gibt in diesem Fall keinerlei Anastomosen, da ja der Kardinalpunkt gleichzeitig der Anfangspunkt dieses außergewöhnlichen Gefäßes ist.

Achtung! der Punkt B 62 ist gleichzeitig auch ein Punkt des außergewöhnlichen Gefäßes YANG-OE, aber weder dessen Anfangspunkt noch dessen Kardinalpunkt. Wir wissen ja oder werden es später noch genauer hören, daß man, wenn man ein außergewöhnliches Gefäß einschaltet, darauf achten muß, daß man keine weiteren Punkte, die auf diesem Gefäß liegen, dazu sticht, sondern nur regionale oder symptomatische Punkte, denn dadurch käme die autoselektive Wirkung des Organismus durcheinander und wir würden für unsere Patienten absolut nichts Gutes tun, da sich der Organismus nicht auskennt, was er nun mit dem Reiz tun soll. Soll er nun diesen Kardinalpunkt als Kardinalpunkt betrachten oder soll er ihn als symptomatischen Punkt betrachten. Ich bitte, auf das besonders zu achten.

Damit haben wir das 3. Paar abgehandelt und wir sehen auch hier wieder gewisse Gemeinsamkeiten. So handelt es sich in einem Fall um die dorsale Mediane, die einen unilateralen Verlauf nimmt und im anderen Fall um einen etwas komplizierten Verlauf, der zahlreiche Meridiane überschneidet und der wieder vom äußeren Fußrand bis an den Kopf führt, hier an den Hinterkopf reicht, wobei ebenfalls die laterale Schädelpartie von diesem außergewöhnlichen Gefäß stark bedient wird, diesmal aber nicht die hintere, sondern eher die vordere Partie. Wir haben also hier wieder 2 longitudinale Gefäße gekoppelt, die, streng genommen, die dorsolaterale Partie des gesamten Organismus bestreichen und lediglich im Schädelbereich auch die ventralen Schädelbereiche mit in ihre Tätigkeit einbeziehen.

Verlauf des 4. Paares: JENN-MO

Und nun wenden wir uns dem Verlauf des letzten Paares zu: Es besteht bekanntlich aus dem JENN-MO oder KG, das entspricht der ventralen Medianen, beginnend von KG 1 zu KG 24 ziehend, auch dieses unilateral, da eben die ventrale Mediane darstellend. Es beginnt vor und oberhalb des Afters und endet oberhalb des Kinns. Auch der Einschaltpunkt dieses Gefäßes, der Kardinalpunkt Lu 7, ist gleichzeitig wieder einmal Lo- oder Durchgangspunkt des Lungenmeridians. Hier bedürfen wir wieder der Anastomosen und deren gibt es mehrere. Die hauptsächliche, einschaltende Anastomose führt von Lu 1 zu KG 17, den hatten wir schon vorhin erwähnt und zwar beim YIN-OE und wir haben dort gesagt, daß es sich bei dem Punkt KG 17 um einen der wesentlichsten Reunionspunkte handelt, denn er ist der Hauptpunkt für alles Geschehen im Thoraxbereich. Die weiteren Anastomosen, die hier in Frage kommen, ähneln ebenfalls denen des YIN-OE, das heißt, wieder haben wir über den Verlauf des JENN-MO Kurzschlüsse im Bereich von Kreisen, die diesmal aber nur auf 2 Kreise beschränkt sind und zwar: von KG 17 haben wir eine Halbkreisverbindung zum Punkt KG 12 (auch dieser war einer der wesentlichen Punkte des YIN-OE diesbezüglich) und von KG 12 besteht eine Verbindung zu KG 9, wieder haben wir also hier durch diesen absonderlichen Anastomosenverlauf praktisch eine 3fache Verlaufsform einzelner Abschnitte des JENN-MO im Bereiche zwischen KG 9 und KG 17, teilweise überschneiden sich diese Verläufe mit den schon genannten beim YIN-OE. Dies hängt höchstwahrscheinlich damit zusammen, daß in diesem Gefäß gegebenenfalls größere Mengen von Energie schlagartig durchgebracht werden müssen, wozu möglicherweise eine einfache ,Verbindung nicht ausreichen könnte und hier quasi mehrere Überleitungsmöglichkeiten vorhanden sind, die, je nach Bedarf, vom Körper benützt werden können oder auch nicht, jedoch durch Anstich dieses Punktes Lu 7 als Kardinalpunkt für das JENN-MO imstande sind, notfalls diese Vorkehrungen hervorzurufen.

Verlauf des 4. Paares: YIN-TSIAO-MO

Und schließlich zum Schluß, der 2. Teil des 4. Paares, das YIN-TSIAO-MO oder der Beschleuniger des YIN. Sein Kardinalpunkt ist der Punkt N 6. Der Verlauf des Gefäßes selbst beginnt auf dem Punkt N 2, folgt sodann dem Meridian der Niere bis zu seinem 6. Punkt, von dort zieht es dann im

Verlaufe des Magenmeridians bis auf den oberen Unterschenkel, zieht weiter auf einem eigenen Verlauf ohne besondere Punkte zwischen den Meridianen von Magen und Leber am Oberschenkel aufwärts, erreicht dann wieder den Magen-Meridian, ab dessen 19. Punkt und bleibt auf dem Meridian bis zum Punkt M 10, zieht von dort über die unteren Abschnitte des Gesichtes auf einem eigenen Verlauf ohne Punkte zum Punkt B 1. Auch dieses Gefäß verläuft bilateral, sein Kardinalpunkt N 6 wird üblicherweise in Gold gestochen. Auch hier haben wir keine spezifischen Anastomosen, da ja der Kardinalpunkt N 6 auf dem außergewöhnlichen Gefäß selbst liegt. Wir haben gesagt, von N 2 bis N 6 verläuft das YIN-TSIAO-MO im Bette des Nierenmeridians oder auf dem Verlauf des Nierenmeridians. Betrachten wir das 3. und 4. Paar, so sehen wir auch hier zwischen den Paaren Gemeinsames.

1. TOU-MO und JENN-MO entsprechen dorsalen, bzw. ventralen Medianen und sind unpaarig angelegt.

2. YANG-TSIAO-MO und YIN-TSIAO-MO ergänzen sich in ihrer Aktion, da sie beide Beschleuniger der jeweiligen Energiequalität sind. Beide haben einen ausgesprochen longitudinalen Verlauf und zwar das YANG-TSIAO-MO entsprechend der Grundregel, daß alle YANG-Meridiane an der Außenseite der Extremitäten verlaufen, vom äußeren Fußrand praktisch lateral aufwärts über die unteren Extremitäten, den Rumpf zum Kopfe, endend hinter dem Ohr und YIN-TSIAO-MO, entsprechend der gleichen Regel, daß alle YIN-Meridiane an den Extremitäten an der Innenseite verlaufen, beginnend am inneren Fußrand aufsteigend an Unter- und Oberschenkel, an der Innenseite erreicht es wieder das Gesicht und endet am Punkt B 1, also an der ventralen Partie des Schädels im Winkel zwischen Orbita und Nasenwurzel.

Nächste Gemeinsamkeit: Das TOU-MO und das JENN-MO treffen sich nach Ansicht mancher Autoren im Bereich des Mundes, wobei angenommen wird, daß von beiden Gefäßen aus zirkulär um den Mund eine Verbindung untereinander mittels eines Sekundärgefäßes besteht. Dieser Meinung, glaube ich, kann man sich unbesehen anschließen, es dürfte sich hier um eine Art Verbindung in einer 3. Ebene zwischen ventraler und dorsaler Mediane handeln, die auf relativ nahem Raum zusammenkommen und warum sollten sie nicht miteinander eine interne Verbindung haben. Zum weiteren sehen wir die Bestreichung der latero-dorsalen Partien, aber auch der latero-anterioren Partien an den Extremitäten vom YIN-TSIAO-MO, die dann später über die untersten Partien des Gesichtes auf die ventrale Seite des Gesichtes hin führen. Nun wissen Sie, daß der Punkt B 1 sehr nahe dem Point de MERVEILLE gelegen ist, einem Punkt, auf dem TOU-MO, wir sehen also da wieder ein Nahekommen dieser Verbindungen. Ferner haben wir Überschneidungen zwischen YANG-TSIAO-MO und YIN-TSIAO-MO durch den relativ langen Verlauf sowohl des einen als auch des anderen, auf dem Meridian des Magens, denn das YANG-TSIAO-MO verläuft von M 10 bis M 4, das YIN-TSIAO-MO hingegen von M 19 bis M 10, praktisch treffen sich die beiden Gefäße an diesem Punkt wieder. Und sie treffen sich noch einmal, nämlich auf dem Punkt B 1, zu dem ebenfalls beide hinziehen. Nur zieht das YANG-TSIAO-MO auf einer ganz kurzen Strecke, nämlich von M 4 zur B 1, während das YIN-TSIAO-MO auf einer etwas längeren Strecke vom M 10 an der lateralen Halsseite mit einem Trajekt zum gleichen Punkt B 1 verbunden ist, an dem das YIN-TSIAO-MO auch tatsächlich endigt.

Nochmals kritisch alles miteinander betrachtet, sehen Sie, daß es zwischen den einzelnen Paaren und auch zwischen den einzelnen Bestandteilen der Paare immer Verbindungen gibt, sei es durch den direkten Verlauf auf den einzelnen Meridianen, sei es aber auch über die Anastomosen, sofern sie welche eignen. Wir haben also hier nochmals eine Verflechtung vor Augen, wie wir sie ja auch beim Verlauf der 12 Meridiane nicht selten finden. Denn auch hier gibt es Kreuzungspunkte, an denen einzelne Meridiane sich überschneiden, es gibt sehr weitgehende Annäherungen und diese Annäherungen sind meistens Lokalisationsstellen, über die Sekundärgefäße verlaufen, die manche Punkte sowohl auf Gefäßen als auch auf Meridianen zu Reunionspunkten zu stempeln in der Lage sind. Auf diese Verknüpfungen ist großer Wert zu legen, denn dadurch wird die plötzliche energetische Wirkung der außergewöhnlichen Gefäße klar. Je mehr sie miteinander, untereinander und mit verschiedenen Meridianen üblicher Art verknüpft sind, sei es in longitudinaler oder in horizontaler Hinsicht, umso größer wird die allgemeine Einwirkungsmöglichkeit auf verschiedene Meridiane, bzw. die von ihnen regierten Funktionen sein können. Dies muß man sich vor Augen halten, falls man diese außergewöhnlichen Gefäße benutzt.

Nun wird auch das Bild ihrer Indikation für uns klar, Indikationen, die sich im Paar zu gemeinsamen Aktionen treffen, die für jeden Bestandteil des Paares zum Teil etwas divergierend sind, aber immer Gemeinsames bringen und untereinander gibt es auch genügend gemeinsame Indikationen, so daß also der Fall eintreten kann, daß man Kardinalpunkte sowohl aus einem Paar als auch aus einem anderen Paar gemeinsam verwenden kann. Jedoch darf man die dann nicht allein verwenden, sondern muß verbindende Punkte zwischendurch stechen. Es gibt aber noch andere Möglichkeiten der Betrachtung dieser außergewöhnlichen Gefäße, bzw. auch ihrer Verwendung. Wir können folgendes sagen:

Weitere gemeinsame Betrachtungen

Wir unterscheiden:

1. die Besitzer der Energie, es sind dies das TOU-MO und das JENN-MO. Sie sind als einzige dauernd von Energie durchströmt und besitzen auch

eigene Punkte, wie wir schon mehrfach wiederholt haben. Sie stehen in Verbindung mit

2. den Regulierungen der Energiestärke, dem YANG-TSIAO-MO und dem YIN-TSIAO-MO. Diese letzteren dosieren, wie der Name sagt, die Menge der Energie, die in den verschiedenen verbundenen Gefäßen zirkuliert. Tatsächlich sind immer je 2 der genannten miteinander verbunden. Wir können also sagen, es ist eine Kombination oder Koppelung von Besitz und Qualität der Energie, wie sie in den Paaren ideal zusammengefaßt ist. Anders ist die Blickrichtung bei der 2. Gruppe. Hier können wir sprechen von den

3. Bewahrern der Energie oder auch den Quellen der Energie, es sind dies das YANG-OE und das YIN-OE und

4. von den Verteilern der Energie, es sind das TAE-MO und das TCHRONG-MO. Wir erblicken also auch nach diesem Gesichtspunkt wieder eine ideale Verknüpfung untereinander und wieder einmal schimmert die große Konzeption der Akupunktur durch, die ein in sich klares und, von allen Seiten betrachtetes, immer passendes Zusammenspiel ermöglicht. Ein Zusammenspiel, das sich nicht nur auf die Energie beschränkt, sondern auch weitestgehend auf die Symptomatik.

Man könnte also sagen, daß bei entsprechend gut gewählter Symptomatik, bzw. bei richtigem Einsetzen der Symptome in eine Konzeption zur Verwendung der außergewöhnlichen Gefäße man auf den Puls selbst verzichten könnte. Dieses kann aber leicht irreführen und ich verweise hier auf ein Beispiel, das wir immer wieder in dieser primitiven Form gerne geben:

Wir vergleichen die Akupunktur mit einer Zwiebel. Oft kann die oberflächliche, ins Auge fallende Symptomatik, nachdem sie behandelt wurde, in der Tiefe ganz andere Schichten freilegen. Wir erleben ja immer wieder das Bild, daß ein Fall während der Behandlung grundsätzlich und kraß seine Symptomatik ändern kann. Haben Sie aber diesen Fall a priori mit dem Puls ausgetastet und entsprechende oder andere Kriterien gewonnen, dann wird ihnen das wohl ebenfalls passieren, aber nicht in dieser krassen Form und vor allem werden sich einzelne Pulsqualitäten recht rasch einregulieren und andere, schon vom Anfang an gestörte, werden gestört bleiben solange, bis Sie sie nicht rein energetisch einreguliert haben, auch dann, wenn eine entsprechende Symptomatik fehlt oder anfangs in den Hintergrund getreten ist.

Es sind daher Pulskenntnisse für den Einsatz der außergewöhnlichen Gefäße unbedingt erforderlich. Dies gilt insbesondere auch für ein anderes Kapitel, auf das ich jetzt eingehen möchte und das eine kurze Abschweifung schon in die Pulslehre bringt, bzw. einen Vorgriff auf dieselbe. Nehmen wir einmal folgendes an:

Wir müssen unterscheiden, und das sind grundsätzliche Bemerkungen, wenn wir einen Zustand vor uns haben, bei dem alle oberflächlichen Pulse stärker sind als die tiefen, so haben wir es grundsätzlich mit einem allgemeinen YANG-Zustand des Organismus oder der Untersuchungsperson zu tun. Das gleiche gilt, wenn alle Pulse, auch die tief gelegenen, der rechten Hand über die der linken Hand dominieren, das heißt stärker sind, auch dies ist ein YANG-Zustand. Überwiegt die Position 1 über die Position 3, dann ist es ein YANG-Zustand. Unter Positionen sind die Positionen der Pulstaststellen zu verstehen. Alles das eben gesagte ist natürlich auch reziprok möglich, wenn zum Beispiel die tieferen Pulse stärker sind als die oberflächlichen, dann handelt es sich um einen YIN-Zustand, überwiegen die der linken Hand über die der rechten, so ist es ein YIN-Zustand, ist die Position 3 stärker als die Position 1, dann handelt es sich um einen YIN-Zustand.

In diesem Sinne unterscheiden wir eine weitere Beschreibung des YIN und des YANG und zwar sprechen wir sie an nach den Positionen. Die mittlere Position am Puls ist quasi die neutrale, die 3. Position nennen wir das tiefe YIN oder das tiefe YANG. Die 1. Position nennen wir das hohe YIN, bzw. das hohe YANG. Kehren wir zurück zu dem ursprünglichen Satz und bleiben wir gleich bei den genannten Beispielen. Wir nehmen also an, daß die oberflächlichen Pulse stärker sind als die tiefen, es handelt sich also um einen allgemeinen YANG-Zustand, daß die rechten über die linken Pulse überwiegen, wieder ein YANG-Zustand. Und dann, daß die Position 3 stärker ist als die Position 1, dies spräche für einen YIN-Zustand. Wir haben daher ein Verhältnis zwischen YANG und YIN im Ausmaße von 2:1. Die Position 3 stellt das sogenannte tiefe YIN dar, es überwiegt in diesem Falle über das hohe YIN an der Position 1, wir nehmen daher die Punkte, die dem hohen YIN entsprechen, das heißt die als Kardinalpunkte auf den Meridianen liegen, die in der ersten Position getastet werden, bzw. in der 3. In der 3. Position haben wir als YIN-Puls den Kreislauf-Sexualität, in der 1. Position haben wir als YIN-Puls die Lunge. Der KS 6 ist der Kardianalpunkt des YIN-OE, Lu 7 ist der Kardinalpunkt des JENN-MO. Im ursprünglichen Beispiel haben wir gesagt, daß der Punkt KS 6 der tiefen Position angehört, wir werden also in dem Fall nur den Punkt Lu 7 verwenden als Kardinalpunkt der hohen Position. Dies erscheint im ersten Moment vielleicht ein wenig verwirrend. Wir sind hier eingegangen auf alle Parameter, die in Frage kommen, wir haben versucht dieses gestörte YANG-YIN-Gleichgewicht auszuwiegen und es gelang uns dies auch, indem wir durch die Wahl dieses Punktes praktisch das Verhältnis von 2:1 auf 1:1 umgestellt haben.

Ein anderes Beispiel dieser oder ähnlicher Art, das möglicherweise zum Verständnis beitragen kann, ist folgendes: Wieder gehen wir von der allgemeinen Ausgangslage, das heißt, ob ein allgemeiner YIN- oder ein allgemeiner YANG-Zustand vorliegt, aus. Wir finden hier also folgendes: Wir finden einen allgemeinen YIN-Zustand, das heißt um es nochmals zu wiederholen, die tiefen Pulse sind stärker als die oberflächlichen an allen Positionen, die linken überwiegen über die der rechten Hand und die Position 3 überwiegt über die Position 1. Dies ist keine spezifische Pulstastung, sondern, wie gesagt, nur ein allgemeiner Eindruck vom Puls, was später noch genauer besprochen werden wird. Gleichzeitig tasten wir aber in diesem Beispiel, daß die 3 YANG-Meridiane, die der oberen Körperhälfte entsprechen, also Dickdarm, Dünndarm und dreifacher Erwärmer, stärker sind als die 3 YANG-Meridiane, die der unteren Körperhälfte entsprechen, also Blase, Magen und Gallenblase. Man wird in diesem Fall also auf die Punkte B 62 und G 41 als Kardinalpunkte zurückgreifen. Besteht rein von der Symptomatik her noch dazu ein Zervikalsyndrom, egal was die anderen Beschwerden sind, dann wird man sich überhaupt nur auf den Kardinalpunkt G 41 zu beschränken haben. Wie ist dieses Beispiel zu verstehen? B 62 ist der Kommandopunkt oder Kardinalpunkt für das YANG-TSIAO-MO, G 41 ist der Kommando- oder Kardinalpunkt für das TAE-MO. Allgemein haben wir einen YIN-Zustand vor uns, wir müssen also die YANG-Energie heben. Sowohl das TAE-MO als auch das YANG-TSIAO-MO haben aber, wie wir festgestellt haben, deutliche Beziehungen zum YANG, daher werden diese verwendet, um die Energie in Gang zu bringen.

Mit dem YANG-TSIAO-MO regulieren wir die Stärke der Energie YANG, mit dem TAE-MO verteilen wir die motorische und nervöse Energie über dieses Gefäß. Wir setzen dadurch also einen Gegenzustand ein, der dem allgemeinen Trend nach YIN entgegenwirken soll. Weiters wissen wir, daß die 3 YANG-Pulse der oberen Körperhälfte, also Dickdarm, Dünndarm und 3facher Erwärmer stärker sind, als die an der unteren Körperhälfte verlaufenden und wir müssen also auch hier sowohl über eine horizontale Ebene, sprich das TAE-MO, als auch über eine longitudinale Ebene, sprich das YANG-TSIAO-MO, einen Ausgleich setzen. Da aber die Meridiane der unteren Körperpartie auch die obere Körperpartie nicht unbeträchtlich bestreichen, können wir uns in diesem Falle, insbesondere wenn auch noch von der Symptomatik her, Sie entsinnen sich, daß das TAE-MO alle Schmerzen im Kopf, Nacken, aber auch sonstige in sich trägt, also beim Zusammentreffen all dieser Faktoren, auf den Punkt B 62, der uns das YANG-TSIAO-MO, also das longitudinale Gefäß einschaltet, verzichten und statt dessen uns konzentrieren auf die horizontale Verteilung der Energie. Denn da sind ja alle Meridiane, die an die unteren Extremitäten ziehen, noch einmal miteinander kurzgeschlossen. Ich glaube, daß dieses Beispiel relativ instruktiv ist und Ihnen etwas über die globalen Verteilungsmechanismen, wie sie durch die, wenn man so sagen will, Kurzschlußreaktionen gesetzt und durch das Stechen von Kardinalpunkten ausgelöst werden können. Es handelt sich hier also um streng energetische Vorstellungen, die nur als Akkord die Symptomatik mitherein bringen, aber ansonsten über die Verläufe sowohl der Wundermeridiane oder außergewöhnlichen Gefäße selbst, als auch durch die der von ihnen touchierten, mit Anastomosen versorgten oder auch nur geschnittenen normalen Meridiane zu einem allgemeinen Ausgleich der Energie hinführen kann. Aufgrund der Lage sowohl der einzelnen Gefäße als auch der Meridiane scheint diese Möglichkeit durchaus gegeben und wird auch hier in allen Fällen genutzt. Wie wichtig es ist, sich nur auf den Puls in erster Linie zu verlassen und die Symptomatik sekundär zu verwenden, dafür darf hier noch ein Beispiel angeführt werden:

Nehmen wir an, wir hätten Beschwerden vor uns, die dem sogenannten YANG-OE entsprechen. Also in erster Linie Gelenkschmerzen, Neuralgien, Hitze- und Kältegefühl, Pruritus, allgemeine Hauterscheinungen, Neigung zu Blutungen, um es kurz zu wiederholen und ganz global gesehen. Wir haben also einen allgemeinen YANG-Zustand vor uns, wie er oben beschrieben wurde, also oberflächliche Pulse stärker als tiefe usw., dann kommt als Punkt für die Einschaltung des YANG-OE, also als Kardinalpunkt, der Punkt 3facher Erwärmer 5 in Frage, der auch mit seiner Eigensymptomatik, Sie entsinnen sich, Hauptpunkt gegen alles Rheumatische, hier in Frage kommt. Nehmen wir aber an, wir haben wohl die gleichen Beschwerden wie sie dem YANG-OE entsprechen, der allgemeine Zustand aller Pulse ist aber ein YIN-Zustand. Was ist nun in diesem Falle zu tun? Wir können also entweder auf die Gabe der außergewöhnlichen Gefäße ganz verzichten und Energieregulierung nach den üblichen Parametern abhandeln oder aber wir müssen das sogenannte symmetrische Gefäß benutzen, das heißt also das Gefäß, das dem YANG-OE in seiner Tätigkeit diametral gegenübersteht und Sie entsinnen sich, die dynamischen Schöpfer der Energie sind das YIN-OE und das YANG-OE, also muß man in diesem Falle auf das symmetrische Gefäß, also das YIN-OE, ausweichen und den Kardinalpunkt dessen, nämlich den KS 6, setzen, obleich die Symptomatik dem YANG-OE entspräche. Dies ist ein etwas schwieriger Gedankengang, aber auch er hat seine logischen und richtigen Hintergründe.

Allgemeine Bemerkungen

Zum Schluß muß noch etwas ganz Wesentliches gesagt werden: Wie wir schon aus der Monade wissen, ist keine krasse Trennung zwischen YANG und YIN da, diese Trennung erfolgt in einer S-förmigen Linie, damit will man 3 Dinge andeuten,

1. daß es keine geradlinige, klare Trennlinie zwischen den beiden gibt und

2. das dynamische Ineinanderüberfließen, denn dieses S gibt dieser Teilungskurve den Ausdruck einer Dynamik und zum

3. liegen die Mittelpunkte des jeweils gegensätzlichen Anteiles YANG oder YIN mitten in der Hauptmasse des konträren Energieanteiles, also der Mittelpunkt der YANG-Energie liegt mitten im YIN und umgekehrt. Etwas Ähnliches sehen wir auch bei den außergewöhnlichen Gefäßen. Alle außergewöhnlichen Gefäße, die eine Tendenz zum YANG haben, münden in

das JENN-MO, in das Konzeptionsgefäß und alle jene, die eine Tendenz zum YIN haben, münden energetisch in das TOU-MO oder Lenkergefäß. Dies ist ganz wichtig in der Betrachtung, wenn wir beispielsweise pulsmäßig oder auch symptomatisch bei einem Fall nicht weiterkommen. Ich darf auch dazu ein praktisches Beispiel geben:

Wir unterscheiden hier die Vorgangsweise nach 3 Zeiten. Vor uns haben wir den Patienten, der folgendes Bild bietet: Er hat starke arthrotische Beschwerden, insbesondere in den Händen, Ellbogen, Schultern, er hat ferner einen Puls, der entspricht einer YIN-Tendenz in Blase, Gallenblase, Dickdarm, Dünndarm und dreifacher Erwärmer, während alle restlichen Pulse zum YANG tendieren, ebenso wie das Paar in seiner gesamten Grundeinstellung.

Hier scheint eine Diskrepanz vorzuliegen, zwischen dem, was wir vorher gesagt haben. Wir sagten ja vorhin, daß im Vergleich TAE-MO und YANG-OE das TAE-MO 6 Pulse im YANG-Zustand hätte, während 5 Pulse des YANG-OE im YIN-Zustand wären, bei allgemeiner Tendenz beider zum YANG. Dies gilt jedoch nur, wenn beide Punkte gemeinsam verwendet werden, das heißt also, wenn dieses Paar als Paar verwendet wird, als Paar im Sinne der außergewöhnlichen Gefäße. Nicht gilt es, wenn nur ein Teil des Paares verwendet wird, da ändert sich auch meistens die Tendenz der Pulse nach der YANG-Seite, wie es dem allgemeinen Trend des Paares und des einzelnen Anteils eines Paares entspricht.

Wir haben also hier die 5 vorgenannten Pulse im YIN-Zustand befindlich und wir haben ferner die schon genannten Beschwerden. Es drängt sich also hier als Kardinalpunkt der Punkt 3 E 5 auf, der sowohl in seiner Eigensymptomatik, das heißt als Punkt des Meridianes 3 E, in Frage kommt, als auch in seiner Eigenschaft als Meisterpunkt allen rheumatischen Geschehens und jetzt in 3. Eigenschaft als Kardinalpunkt für den Einsatz des YANG-OE, das sowohl von der spezifischen Pulsseite her, als auch von der Symptomatik sich am besten empfiehlt. Wir geben also diesen Punkt 3 E 5 auf Grund des allgemeinen YANG-Zustandes, geben ihn hier üblicherweise mit der Silbernadel, so dispergierend. Dieses war der erste Schritt der Anwendung am Patienten. Wir können nun unter Umständen, nachdem wir diverse lokale Nadeln noch gesetzt haben, seinen gekoppelten Punkt, also den Punkt G 41, ebenfalls in Silber dazusetzen. Das hängt aber davon ab, ob die Pulse jetzt schon völlig ausgeglichen sind, das heißt in diesen Fällen muß man zuerst einmal die Pulse durchtasten, bevor man den Punkt aus dem 2. Paar nimmt, also den Punkt G 41 in unserem Beispiel. Zeigen sich die Pulse ausgeglichen, dann kann man seelenruhig diesen Punkt G 41 noch setzen und damit die Behandlung für dieses Mal abschließen. Besteht aber noch Fülle im Puls, also ein YANG-Zustand, wenn auch nicht auf allen vorgenannten Meridianen, so doch im Allgemeinen, dann kommt das Gesetz zugute, das wir gerade vorhin aufgestellt haben. Nämlich daß alle YANGgerichteten, außergewöhnlichen Gefäße in das JENN-MO münden und wir nehmen in diesen Fällen, ohne Rücksicht auf die Beschwerden, praktisch den Kardinalpunkt des JENN-MO, es ist dies Lu 7, diesmal aber in Gold, also tonifizierend und schließen damit die Behandlung ab.

Kurz wiederholt:

1. Der den Beschwerden oder den YIN-Pulsen des außergewöhnlichen Gefäßes entsprechende Kardinalpunkt wird in unserem Beispiel mit dem 3 E 5 gestochen, es entspricht dieser Punkt dem sogenannten YANG-OE mit der Hauptbeziehung zu allem Geschehen im Gelenksbereich und neuralgischen Bereichen. Danach können lokale Punkte noch gesetzt werden, der Abschluß der Behandlung ist abhängig von einer neuerlichen Pulstastung. Hat diese Pulstastung Normalisierung der vorher gestörten Pulse gebracht, kann ruhig mit dem Punkt G 41, also den dem YANG-OE gekoppelten Anteil, das TAE-MO oder Gürtelgefäß, einschaltenden Punkt die Behandlung abgeschlossen werden. Ist dies nicht der Fall, das heißt besteht noch ein YIN-Zustand in einem der vorhin ebenfalls im Sinne von YIN gestörten Pulse, so ist der Kardinalpunkt des JENN-MO, in das alle YANG-Wundermeridiane einmünden, zu geben, diesmal in Gold, es ist dies der Punkt Lu 7.

Ein 2. umgekehrtes Beispiel finden wir häufig bei der Asthmabehandlung. Chronisch rezidivierendes Asthma, das nicht auf die übliche Behandlung anspricht, wird überprüft, ob und wie sich seine Pulse verhalten, das dafür angezeigte außergewöhnliche Gefäß ist das JENN-MO mit seinem Kardinalpunkt Lu 7. Dieses JENN-MO hat als Indikationen allgemeiner Art alle Schwächezustände, wir müßten also ein Überwiegen der YIN-Pulse finden und hier gilt genau dasselbe, was vorhin gesagt wurde, das JENN-MO als solches hat ja nur einen einzigen charakteristischen Puls, es ist dies der Puls des Lungenmeridians. Obgleich das Paar JENN-MO–YIN-TSIAO-MO eindeutig zum YIN hin tendiert, ist dieser Puls meistens im YANG-Zustand, während die Pulse N, M und B des YIN-TSIAO-MO im YIN-Zustand sind, wenn sie als Paar eingesetzt werden. Als Paar kann man sie aber nur dann einsetzen, wenn auf die Gabe des 1. Kardinalpunktes ein Ausgleich der Energie erfolgt, genau dasselbe was wir vorhin gesagt haben bei TAE-MO und YANG-OE. Nun hier, in diesem Falle, finden wir also, nachdem es ja nicht als Paar ab originae betrachtet wird, ein Überwiegen der YIN-Pulse allgemein und zudem einen YIN-Zustand im Bereiche der Lunge. In diesem Falle werden wir versuchen, diesen Punkt des JENN-MO, also den Punkt Lu 7, mit anzustechen und zwar üblicherweise mit der Goldnadel, wir werden dann, falls wir noch lokale Punkte, etwa die üblichen Asthma-Punkte, setzen, nachschauen, wie dieser Puls sich geändert hat. Der Puls, nehmen wir an, hat sich normalisiert, so geben wir also den Punkt N 6 sodann ebenfalls in Gold dazu. Es ist dies der Kardinalpunkt des YIN-TSIAO-MO, des gekoppelten Paar-Anteiles dieses Paares. Wenn aber noch ein YIN-Zustand im Puls, insbesonders im Lungenpuls vorherrscht, dann müssen wir den Kardinalpunkt des TOU-MO, in das ja alle YIN-tendierenden außergewöhnlichen Gefäße münden und dieser ist der Dünndarm 3, geben. Er wird üblicherweise dann mit der Silbernadel gestochen. Sie haben also 2 Beispiele, eines aus der YANG-Grundeinstellung, eines aus der YIN-Grundeinstellung. Folgerichtig und typisch ist in all diesen Fällen dann weiter vorzugehen.

Zusammenfassend können wir also zu diesen Pulsen, die scheinbar sehr viel Verwirrung zeigen oder Unklarheiten, noch folgendes hinzufügen: die Pulse, die für die Verwendung eines außergewöhnlichen Gefäßes zuständig sind, befinden sich entweder im YANG- oder im YIN-Zustand. Falls sie im Normalzustand sind, wird man ja praktisch Wundermeridiane nicht einzusetzen brauchen. Zu unterscheiden ist die spezifische Veränderung, wie wir sie bei den einzelnen Kardinalpunkten, bzw. einzelnen Gefäßen besprochen haben und die allgemeine Tendenz, das heißt, der Vergleich oberflächlich-tief, rechts-links, die 1. Position zur 3. Position. Man muß in solchen Fällen auf das Allgemeine achten und dann erst auf das Spezielle. Hat man zum Beispiel beim YANG-OE eine Neigung aller spezieller, diesem Gefäß zugehörigen Pulse zum YIN, während die allgemeine Tendenz, wie sie dem Paar entspricht, im YANG sich befindet, dann darf man nur den Kardinalpunkt des YANG-OE geben, den 3fachen Erwärmer 5 und zwar in Gold, da ja seine speziellen Pulse im YIN sind und darf ihn nicht mit dem Punkt G 41 in Silber koppeln. Das heißt, es dürfen nicht konträre Metalle verwendet werden. In diesen Fällen ist es wichtig, auf die Unterschiede im Metall hinzublicken, soweit man das aus der Praxis beurteilen kann.

Zwischenfälle

Darf ich jetzt vielleicht zu diesem etwas schwierigen Kapitel noch etwas sagen, nämlich über Zwischenfälle, die bei der Behandlung mit außergewöhnlichen Gefäßen vorkommen können. Diese Zwischenfälle können folgendermaßen sein, daß man erstens das wunderbare Gefäß, mit dem man arbeiten will, ganz falsch ausgewählt hat, sei es aufgrund eines Irrtums in der Symptomatik, sei es aufgrund eines Irrtums in der Pulstastung, sei es aufgrund eines Irrtums im Vergleich beider zueinander oder schließlich sei es im Irrtum bei der Pulstastung zwischen den speziellen Pulsen des einzelnen Gefäßes und dem allgemeinen Trend der Pulslage. Angenommen, alle diese Fehlerquellen, die am Anfang die häufigsten sind, wurden nicht gemacht, Sie haben einen Puls richtig ausgelegt, Sie haben auch nach der Symptomatik den Kardinalpunkt des richtigen Gefäßes gewählt und trotzdem haben Sie eine konträre Reaktion. Hier ist der Puls nachzusehen, insbesondere bei den YANG-OE, beim TAE-MO und beim YANG-TSIAO-MO, die alle 3 eine größere Zahl von Pulsen ihr eigen nennen und so in der Lage sind, diese Pulsinformationen äußerst schwierig zu gestalten.

Noch einmal sei verwiesen, daß man die Symptomatik beim Einsetzen der außergewöhnlichen Gefäße nicht an die 1. Stelle setzen soll, da ja maskierte Symptome auftreten können, bzw. wenn wir beim Beispiel von der Zwiebel bleiben, durch den relativen schnellen Durchtritt durch die oberste Schichte eines Krankheitsbildes sehr bald die tiefer gelegenen, unter Umständen ganz anders gearteten Symptome und Erkrankungserscheinungen hervortreten können. Dies ist die einzige Gefahr oder die größte Gefahr, die bei der Verwendung dieser außergewöhnlichen Gefäße droht, daß nämlich die Aktionen sehr schnell sind, während sie sonst nicht immer während der Nadelung schon eine Änderung im Puls feststellen können, wenn Sie diese rein nach energetischen Ausgleichen beispielsweise machen, sondern erst meist nach der Behandlung eine solche feststellen können. Hier haben Sie schon nach dem Setzen der 1. Nadel meist einen ziemlich raschen Ausgleich der Pulse. Daher ist auf die zuletzt genannten Gesetze größtes Gewicht zu legen und muß man diese Gedankengänge stets durchdenken. Man kommt aber immer auf die richtige Norm hin bei Beachtung all dieser vorher abgehandelten Regeln.

Eine 2. Gefahr droht aus einer anderen Richtung und zwar können falsch gewählte außergewöhnliche Gefäße einen Zustand blockieren. Das heißt, man kann auch dann nach Abwarten der entsprechenden Frist, also dem Wochenabstand, wie wir ihn üblicherweise einhalten, nicht mit einer richtig gewählten normalen, energetischen Behandlung oder aber einer neuerlichen Behandlung mittels Wundermeridianen zu einem Erfolg kommen. In diesen Fällen muß man einige Zeit verstreichen lassen und die Deblockierung des betreffenden Organismus abwarten. Daher ist der Einsatz von außergewöhnlichen Gefäßen vollkommen fehl am Platz bei der 1. Behandlung eines Patienten, auch wenn Sie sich aufgrund der Anamnese und der Symptomatik, sowie des Pulses oder aller 3 gemeinsam sich direkt aufdrängen. Es ist ein Fehler, einen unbekannten Patienten von Anfang an mit außergewöhnlichen Gefäßen zu behandeln, sondern hier gilt das Wort von DE LA FUYE, der immer gesagt hat, **die außergewöhnlichen Gefäße sind eine Domäne bei allen Zuständen, die einhergehen mit chronisch-rebellierenden Erkrankungen.** Ich bitte, sich dieses Wort ganz kraß einzuprägen, denn das ist ganz, ganz wichtig. Nur in diesen Fällen darf man sie einsetzen. Die Kenntnis der Kardinalpunkte und die Kenntnis der Verläufe ist aber auf jeden Fall wichtig, auch für jemanden, der sagt, um Gotteswillen, ich möchte diese gar nicht einsetzen. Denn er muß wissen, daß er manchesmal, unter Umständen unbewußt, solche Gefäße einsetzt, wenn er die entsprechenden Kardinalpunkte von der Symptomatik her benutzt und er muß also manchesmal mit starken oder brüsken Reaktionen rechnen, ob ihm das nun paßt oder ob es beabsichtigt war oder nicht. Daher ist die Kenntnis der außergewöhnlichen Meridiane für den erfahreneren Akupunkteur von größter Wichtigkeit, die Entscheidung über ihren Einsatz wird nicht immer leicht sein.

III. KAPITEL

Die Verläufe der außergewöhnlichen Gefäße, nach Paaren geordnet

Wir haben uns jetzt mit den Verläufen der einzelnen Gefäße näher zu befassen. Wir wollen wieder in typischer Weise mit dem 1. Paar beginnen und da gleich mit dem 1. Teil des 1. Paares, nämlich dem TCHRONG-MO. (Abb. 1)

Verlauf des TCHRONG-MO

Der Beginn dieses außergewöhnlichen Gefäßes ist der uns bekannte Punkt KG 1 ROE INN. Das heißt, dieses Gefäß beginnt unpaarig auf dem Konzeptionsgefäß, wobei es aber sofort von dort in 2 Ästen zum nächsten Punkt zieht, nämlich zum Punkt Niere 11.

N 11 bezeichnen wir chinesisch mit RONG-KOU und dieser Punkt ist uns schon bekannt als ein wichtiger Sexualpunkt, er liegt 2 Querfinger lateral der Medianen, am oberen Rand des Os pubis. Von dort bleibt das außergewöhnliche Gefäß nun dem Verlaufe des Nierenmeridians treu und zieht über die Punkte N 12, welcher TA RO heißt, N 13, welcher TSRI-TSIUE heißt, den Punkt Niere 14 SE MENN usw. bis Niere 21. Wir haben also hier einen relativ einfachen Verlauf vor uns, der, an einem Punkt beginnend, sofort in 2 links und rechts spiegelbildlich gleich angeordneten, paarigen Verläufen praktisch den Nierenmeridian von dessen Punkt 11 bis zum Punkt 21 benützt.

Hier gleich eine Vorbemerkung: wenn man zwischen die Kardinalpunkte eines Paares symptomatische Punkte einzustreuen wünscht, so soll man keine solchen nehmen, die selbst dieses Gefäß bilden; das heißt man wird zum Beispiel im gegenständlichen Fall, etwa bei Geschehen im Darm, Darmkrämpfen und ähnliches nicht den Punkt Niere 18 stechen, wenn man das TCHRONG-MO mit seinem Kardinalpunkt MP 4 schon eingesetzt hat, denn dieser Punkt ist ja durch seine Lage auf dem jetzt eingeschalteten Wundermeridian sowieso schon im Spiel. Wenn wir diesen Verlauf betrachten, der relativ einfach ist und wobei der Kardinalpunkt MP 4 fast immer in Silber gestochen wird, so wirft sich die Frage auf, wie kann ich denn überhaupt dieses Gefäß einschalten, da ich ja von MP 4 direkte Zuleitung zu diesem Gefäß habe. Diese Frage wird uns jetzt immer wieder beschäftigen, mit wenigen Ausnahmen, wir sprechen also von einer sekundären Einspeisung oder besser von Anastomosen, über die die Reizenergie in den entsprechenden Wundermeridian eingespeist wird. Solche Anastomosen gibt es im gegenständlichen Fall mehrere. So zum Beispiel eine vom MP 13

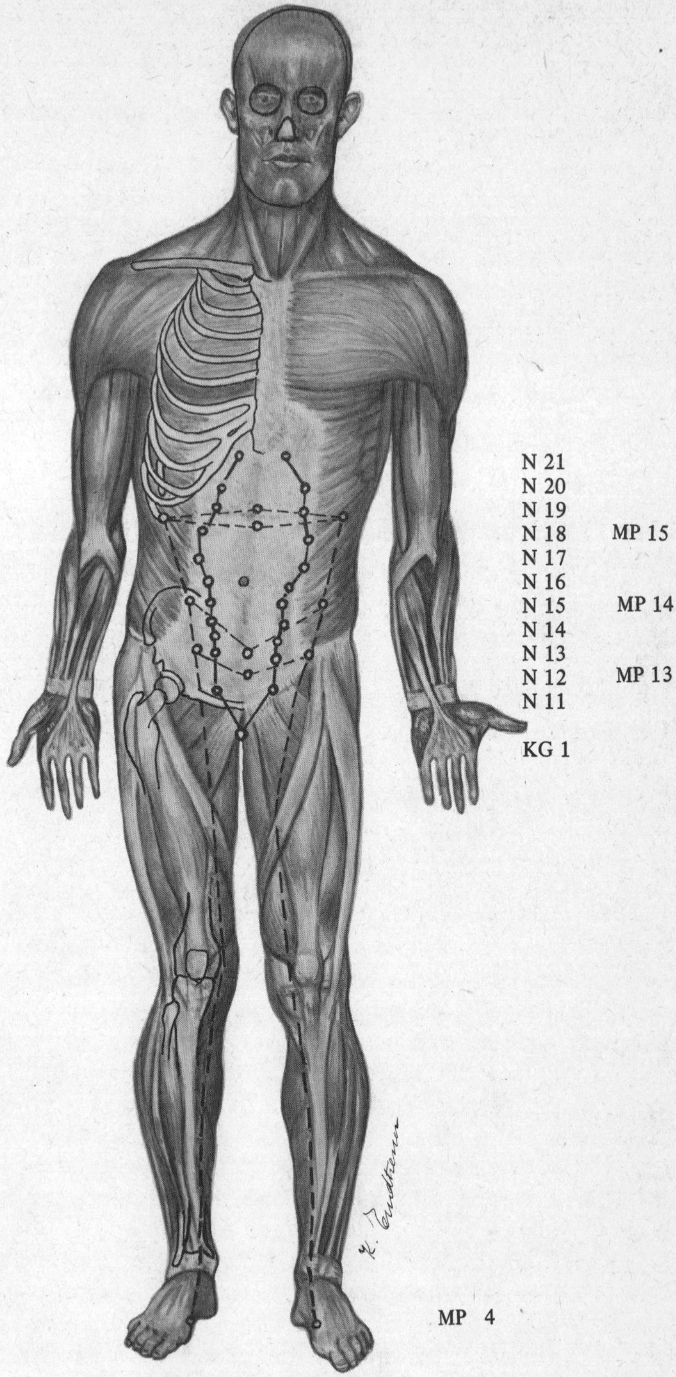

Abb. 1: TCHRONG-MO

hinüber zu KG 3. Eine zweite von MP 14 hinüber zu KG 4. Schließlich eine von MP 15 zu KG 12 und von MP 15 ebenfalls eine zu KG 13. Wir haben also in diesem Falle eine 4fache Einspeisungsmöglichkeit vom Meridian Milz-Pankreas auf das Konzeptionsgefäß. Das Konzeptionsgefäß ist der Beginn dieses Paares und wenn diese Energie jetzt indirekt, sozusagen über 2 Ecken, auf das Konzeptionsgefäß eingespeist wird, kann sie im weiteren Verlauf über den Nierenmeridian bis zum Punkt 21 schließlich zur Wirkung kommen. Die einzelnen Punkte mit ihren Indikationen, insbesondere die, die für den Anfänger noch neu sind, werden noch in einem gesonderten Teil behandelt, wo alle Punkte noch einmal nach Indikation und Lokalisation zusammengefaßt sind.

Verlauf des YIN-OE

Wir wenden uns dem 2. Teil dieses Paares zu, es ist dies das sogenannte YIN-OE (Abb.2). Das YIN-OE beginnt am Punkte N 9, welcher sich 5 Querfinger oberhalb des inneren Knöchels befindet. Von dort zieht es nach oben und zwar auf der vorderen, inneren Seite des Unterschenkels, überzieht das Knie, ferner den Oberschenkel und alles dies auf einem eigenen Verlauf, auf dem keine eigenen Punkte liegen. Es trifft dann den Meridian Milz-Pankreas, an dessen Punkt 11 A (also MP 11 A). Dies ist der Kreuzungspunkt mit den Meridianen Leber und Magen und liegt am untersten Teil des Scarpa'schen Dreieckes. Sodann verbleibt das außergewöhnliche Gefäß auf dem Meridian von Milz-Pankreas bis zu dessen 16. Punkt, also MP 16, geht dann zurück auf den Punkt MP 15, steigt wieder auf von diesem Punkt in schräger Richtung zum Punkt KG 22 und bleibt dann auf dem Konzeptionsgefäß noch bis zu dessen Punkt 23. Auf der Strecke von MP 15 zu KG 22 überkreuzt es die Meridiane von Leber, Magen und Niere. Sein Kardinalpunkt ist das KS 6. Dieses ist der Durchgangspunkt des Meridians Kreislauf-Sexualität, so wie vorhin der MP 4 ebenfalls der Durchgangspunkt dieses Meridians war. Wir finden das noch öfters. Wieder wirft sich hier beim INN-OE die Frage auf, wie denn die Energie von Kreislauf-Sexualität in die genannten Gegenden kommt. Dazu ist folgendes zu sagen: es gibt eigentlich nur eine Anastomose und zwar geht sie vom Punkt KS 1 über den Punkt Niere 23 zum KG 17 hin. Wir haben also hier, im Gegensatz zum TCHRONG-MO, eine Art verkehrte Einspeisung, das heißt die Energie kommt zu dem Teil des Gefäßes, der dem Ende des YIN-OE entspricht, während es vorhin genau umgekehrt war. Wenn solche Einspeisungen an einem einzelnen Punkt auf ein wesentliches Gefäß, wie es das JENN-MO eben darstellt, kommt, so sieht man nicht selten etwas, was auch hier zum Tragen kommt: daß nämlich diese Energie als Stoß in das JENN-MO käme, was unter Umständen nicht günstig wäre. Daher kennen wir Verbindungen in Form von kleinen, kreisähnlichen Verläufen, oder besser gesagt von

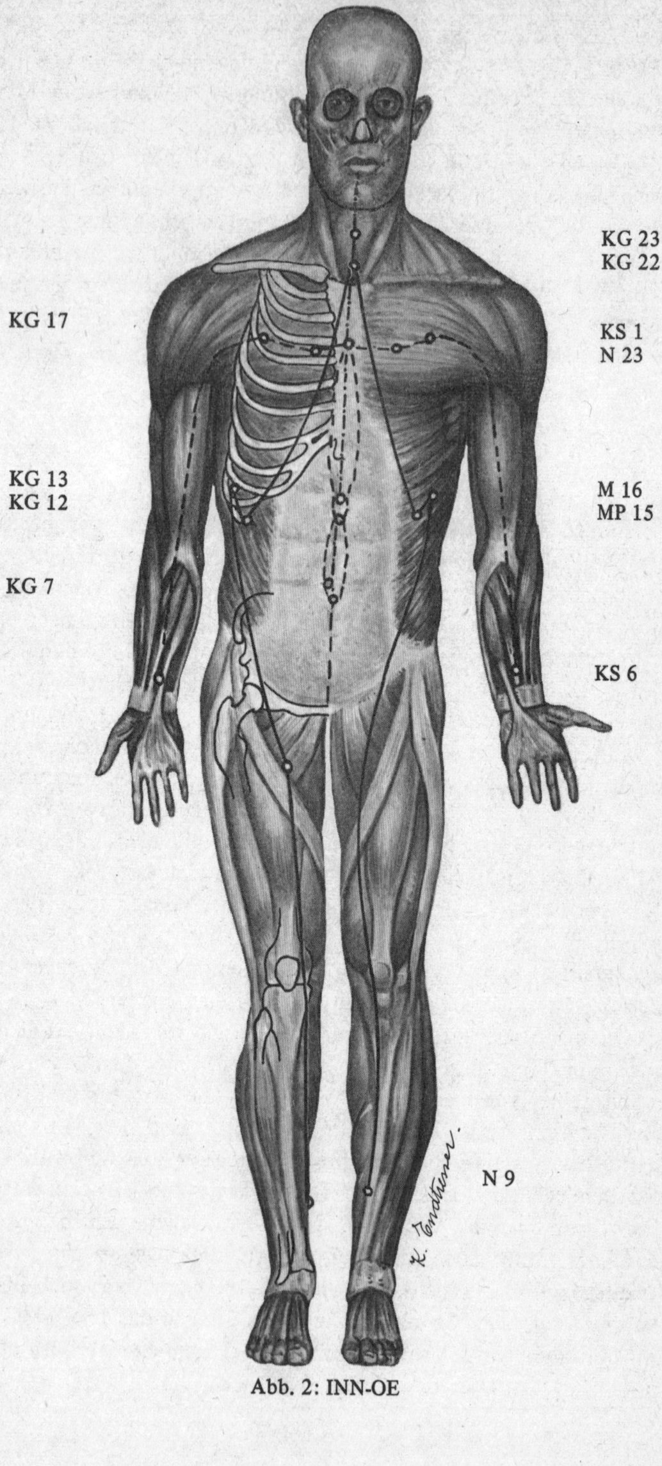

Abb. 2: INN-OE

kollateralen Verläufen, in bestimmten Partien des JENN-MO, die von bestimmten Punkten nur auslösbar sind. In diesem Falle hier, finden wir solche Kollateralen von KG 17 zu KG 13 führend. Sodann von KG 13 zu KG 12 und schließlich von KG 12 zu KG 7. Damit wird eine nicht unbeträchtliche Strecke dieses Konzeptionsgefäßes quasi zweigleisig mit Energie beschickt.

Soviel zum 1. Paar, die einzelnen Punkte werden dann separat abgehandelt.

Betrachten wir die Verläufe dieses Paares gemeinsam, so sehen wir 2 Dinge: der 1. Teil beginnt praktisch am Konzeptionsgefäß vor und oberhalb des Afters und nimmt die ventralste Fläche des Rumpfes ein, eben bis zum Punkt N 21. Es beginnt am Konzeptionsgefäß und endet praktisch am Nierenmeridian, ohne sonstige, weitere Verläufe. Der 2. Teil des Paares paßt sich dem sehr gut, wenn auch verkehrt, an. Er beginnt nämlich am Nierenmeridian und endet am Konzeptionsgefäß. Sein Verlauf ist ein wesentlich längerer, er beginnt ja schon am Unterschenkel, überzieht den Oberschenkel, die laterale Brustwand und zieht erst ganz oben an die Mediane. Damit, wenn wir beide Figuren dieser Verläufe uns ineinandergezeichnet vorstellen, haben wir eine relativ starke Betonung der ventralen Rumpfabschnitte, mit einer Verbindung an die untere Extremität. Betrachten wir dazu die Anastomosen, so sehen wir, daß im 1. Fall die Anastomose ebenfalls vom Fuß über die Innenfläche der Beine hinauf an das Konzeptionsgefäß hinkommt, während im 2. Fall die Anastomose vom Arm, nämlich vom Kreislauf-Sexualität-Meridian über die oberen Partien des Thorax wiederum in das Konzeptionsgefäß hinziehen, diesmal allerdings unter Verwendung von 3 doppelgleisigen Strecken, um den Energiestoß abzufangen. Da alle Verläufe, sowohl der Anastomosen, als auch der entsprechenden Wundergefäße selbst, auf der Innenseite der Extremitäten, bzw. ventral am Rumpf verlaufen und eine deutliche Beziehung mehrfach zum Konzeptionsgefäß haben (Anfangs- bzw. Endpunkt), Einspeisung jeweils über das Konzeptionsgefäß seitens der Anastomosen, ja sogar noch den paarigen Verlauf derselben, wird uns klar, warum dieses 1. Paar eine Grundtendenz zum YIN hat, ja haben muß.

Wir wenden uns nun dem 2. Paar zu.

Verlauf des TAE-MO

Es handelt sich dabei um das TAE-MO, mit dem Einschaltpunkt G 41 und seinen gekoppelten Anteil, das YANG-OE, mit seinem Einschaltpunkt 3 E 5. Dieses war wieder der Durchgangspunkt des Meridians Dreifacher Erwärmer. Der Verlauf des TAE-MO ist ein wesentlich schwierigerer. Dieses TAE-MO verläuft nämlich (Abb. 3) spulenförmig um den Leib und hat als Punkte praktisch nur die Punkte G 26, 27 und 28, sowie die Le 13.

Durch diese Punkte ziehen links und rechts spiralenförmig, leicht absinkend von einem zum anderen, die verschiedenen Anteile des Wunder-

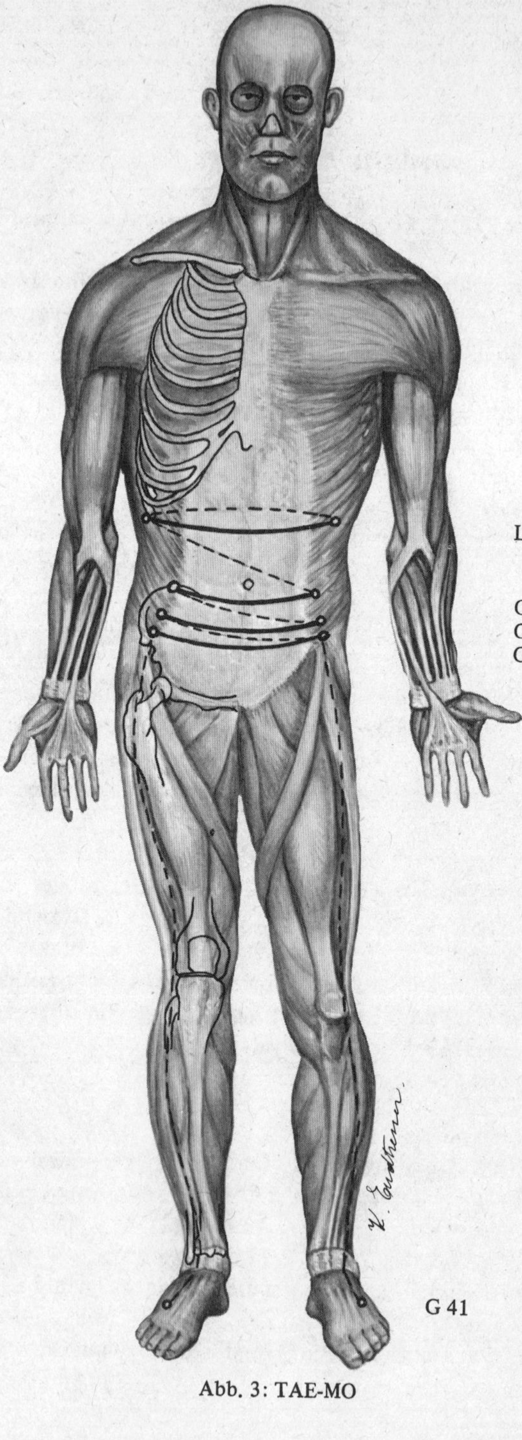

Le 13

G 26
G 27
G 28

G 41

Abb. 3: TAE-MO

meridians. Es ist also nochmals zu betonen, daß diese Anteile der Reihe nach untereinander liegen, wie ein Spulenfeld um den Organismus. Die Reihenfolge von oben nach unten ist Le 13, G 26, 27 und 28.

In diesem Fall ist es schwer, von einem bilateralen Verlauf zu sprechen, da ja der Meridian spulenförmig um die Mitte des Leibes läuft. Aufgrund dieser Form sind ja auch seine Indikationen so leicht einprägsam. Rein theoretisch müßte man sagen, daß die Meridiane von Blase und Niere, Gallenblase, Leber, Magen und Milz-Pankreas noch einmal transversal miteinander verbunden sind.

Wir betrachten jetzt die Anastomosen dieses TAE-MO.

Im gegenständlichen Fall finden wir keine Anastomosen, da ja der Kardinalpunkt G 41 ist, also auf dem hier wesentlichen Meridian der Gallenblase selbst gelegen, die an 3 Punkten an der Bildung des TAE-MO hauptbeteiligt ist. Es entfallen also hier eigene Anastomosen.

Verlauf des YANG-OE

Betrachten wir nun den 2. Teil dieses 2. Paares, so handelt es sich um das YANG-OE. Das YANG-OE beginnt auf dem (Abb. 4) Punkt B 64, zieht sodann über den Punkt 63 zum Punkt B 62, dann von dort auf einem eigenen Verlauf, ohne eigene Punkte dortselbst zu haben, zum Meridian der Gallenblase. Es tritt auf diesen Meridian am Punkte G 35 ein und verfolgt sodann den Gallenblasenmeridian bis zum Punkte G 29. Dort verläßt es ihn wieder und zieht zwischen den Meridianen von Gallenblase und Blase nach oben und erreicht schließlich den Punkt Di 14, von dort zieht es zum 3 E 13, dann zieht es weiter hinauf zum Punkt G 21. Von hier aus geht es in einer fast haarnadelförmigen Krümmung zurück zum Punkt Dü 10, von dort wieder in ähnlicher Krümmung hinauf zu G 20 und dann bleibt das Wundergefäß dem Meridian der Gallenblase treu, bis zu dessen 13. Punkt, an dem es endet. Es handelt sich hier wiederum um einen bilateralen Verlauf. Wir haben auch in diesem Fall keine Anastomosen, da ja der einschaltende Punkt, also der Kardinalpunkt 3 E 5, mit dem Meridian „Dreifacher Erwärmer" an dessen 13. Punkt, der ja Teil dieses außergewöhnlichen Gefäßes ist, direkt verbunden ist.

Betrachten wir auch dieses Paar hinsichtlich seiner Verläufe in ähnlicher Weise wie das erste, so sehen wir die behauptete Tendenz zum YANG klar erwiesen durch den Verlauf im Bereiche des Bauches, des sogenannten TAE-MO sowie im Verlaufe des YANG-OE, das die Außenseite von Extremität, Rumpf, Schultern und Kopf beansprucht, wobei wir in diesem Fall mehr die dorso-laterale Seite zu beachten haben. Eine besonders interessante Art hinsichtlich der Verläufe sehen wir aber hier durch eine Kreuzung zweier Ebenen. Verläuft das TAE-MO als einziges Gefäß der außergewöhnlichen Gefäße praktisch horizontal, so verläuft das YANG-OE ausgesprochen longitudinal und dies über die ganze Länge des Körpers. Wir sehen

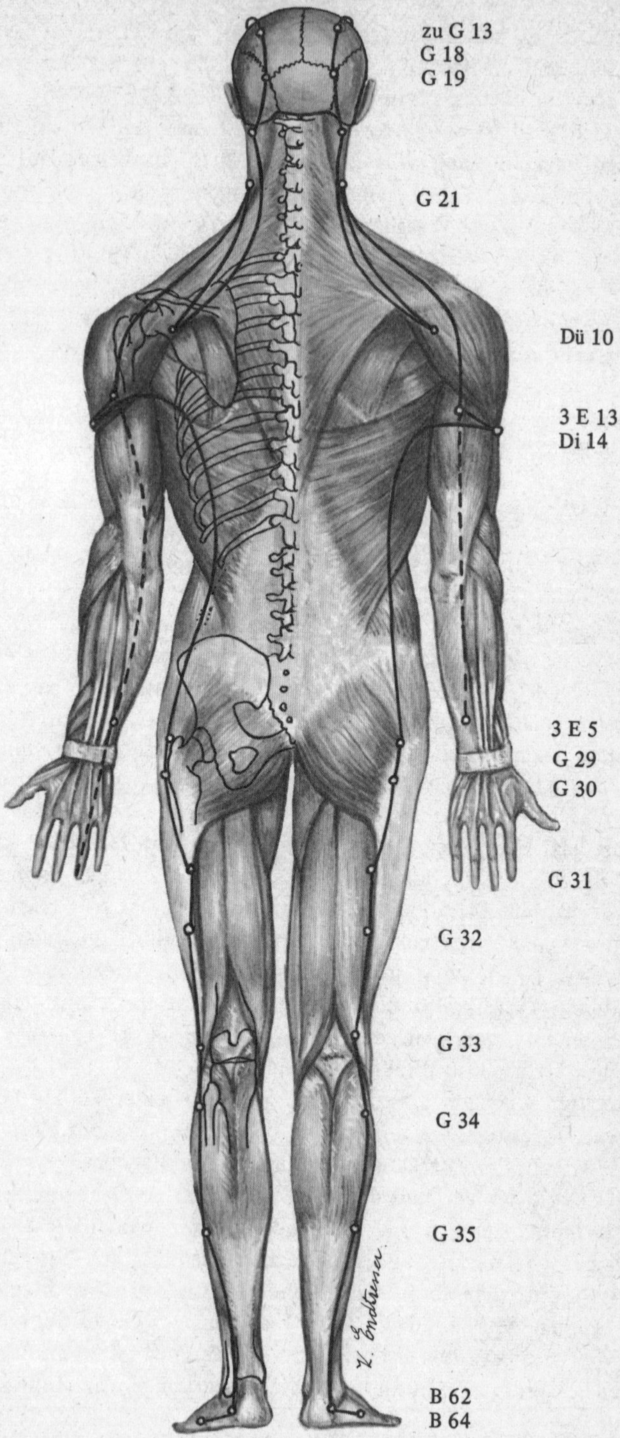
zu G 13
G 18
G 19
G 21
Dü 10
3 E 13
Di 14
3 E 5
G 29
G 30
G 31
G 32
G 33
G 34
G 35
B 62
B 64

Abb. 4: YANG-OE

also hier eine ganz gewaltige Fläche, die von diesen beiden außergewöhnlichen Gefäßen bestrichen wird, sowohl in der Längsrichtung als auch in der Querrichtung. Dadurch kommt es selbstverständlich zu einer starken Verbindung aller Meridiane untereinander und wir können uns daher jetzt die relativ breite Wirkung dieser beiden Gefäße sehr gut vorstellen.

Noch eine 2. Tatsache ist wichtig, nämlich die, daß im Falle des 1. Paares relativ wenige Meridiane direkt ins Spiel kamen, während im Falle des 2. Paares eine größere Anzahl von Meridianen ins Spiel kommt. Ferner sind im Falle des 1. Paares Überkreuzungen mit anderen Meridianen relativ geringer, im Verhältnis zum 2. Paar. Dies ist ein Faktum, das man häufig sieht, da ja mehr YANG-Energie verbraucht wird und dadurch eine stärkere Betonung der YANG-orientierten Wundergefäße notwendig erscheint.

Betrachten wir nun beide Paare nochmals gemeinsam, dann sehen wir, daß damit eine gute Konkordanz herstellbar ist. Es werden bei den YIN-orientierten Meridianen Beine und Arme, insbesondere für die Anastomosen, ins Spiel gebracht, während die anderen Verläufe hauptsächlich auf der ventralen Seite des Rumpfes und an der unteren Extremität innen gelegen sind. Im 2. Fall wird ebenfalls die ventrale, aber diesmal mehr die laterale Seite des Rumpfes, durch Punkte ins Spiel gebracht, und die dorsolaterale Seite von Rumpf und Extremität ebenso.

Verlauf des TOU-MO

Wir wenden uns nun dem 3. Paare zu. Es besteht aus dem TOU-MO oder Lenkergefäß mit dem Kardinalpunkt Dü 3, welcher auch gleich der Tonisierungspunkt dieses Meridianes ist, sowie aus dem YANG-TSIAO-MO mit dem Kardinalpunkt B 62, der der Anfangspunkt des Wundergefäßes selbst ist. Betrachten wir zuerst das **TOU-MO**, (Abb. 5) so ist uns dessen Verlauf schon völlig geläufig, es handelt sich um die dorsale Mediane, die von LG 1 bis LG 27 unilateral durchläuft. Die Anastomosen zum Meridian des Dünndarmes sind in diesem Falle relativ schwierig, und zwar gibt es eine einzige, die vom Punkte LG 13 über den Meridian des Dünndarmes zum Punkt Magen 12 hinzieht. Es wird also hier der Dünndarm, ohne eigenen Punkt, von der Anastomose nur geschnitten. Das einzig Gemeinsame dieser 3 Punkte ist, daß sie alle in Höhe von Zervikale 7 gelegen sind. Haben wir hier wieder einen relativ einfachen Verlauf vor uns, so ist der Verlauf des YANG-TSIAO-MO ein wesentlich komplizierterer (Abb. 6).

Verlauf des YANG–TSIAO-MO

Es beginnt auf B 62, der auch gleichzeitig sein Einschaltpunkt ist, sein Kardinalpunkt. B 62 heißt CHENN-MO und befindet sich 2 Querfinger unterhalb des Malleolus externus. Von dort steigt das Gefäß auf zum Punkt B 61 PROU-CHENN, an der Außenseite des Calcaneus gelegen, zwischen

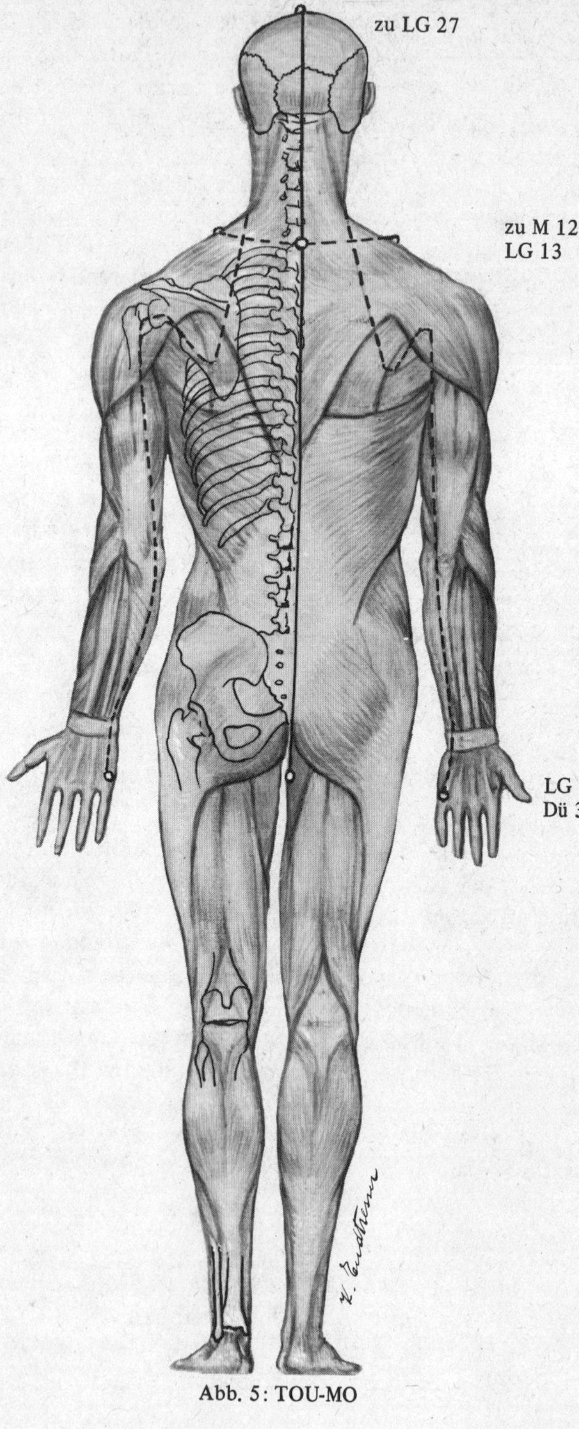

Abb. 5: TOU-MO

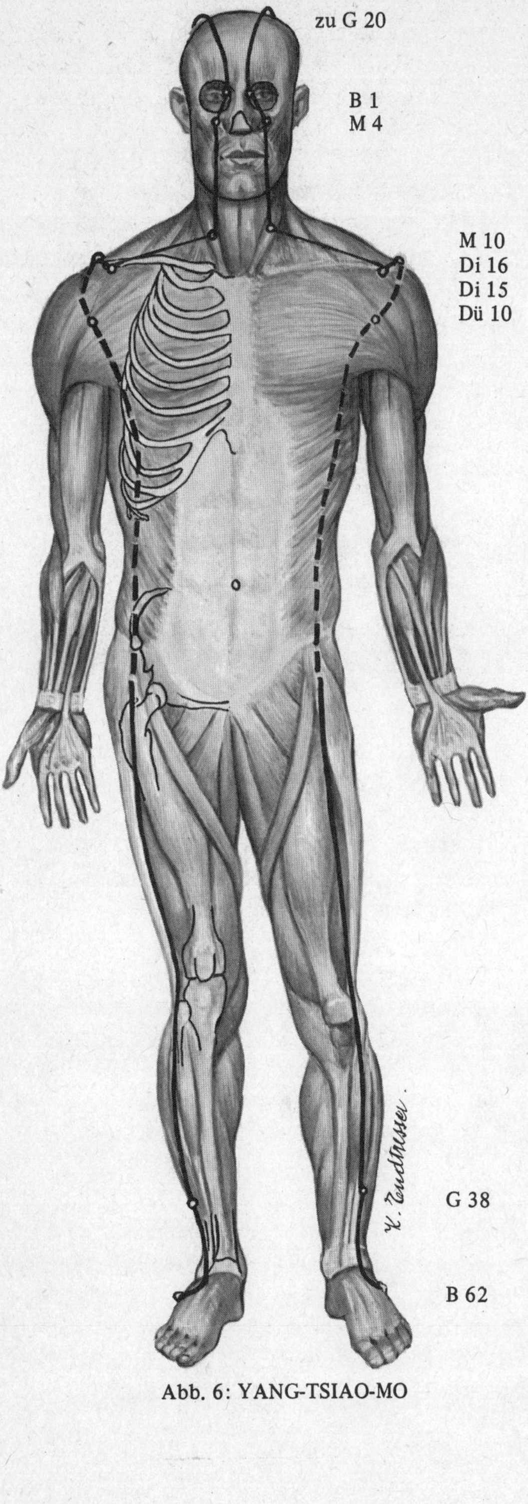

Abb. 6: YANG-TSIAO-MO

dem Punkt B 60 und dem unteren Fersenbeinrand. B 60 KROUN-LOUN am Oberrand des Calcaneus gelegen und zwar zwischen dem Malleolus externus und der Achillessehne. Weiter zieht das Gefäß zum Punkt B 59 FOU YANG, welcher zwischen Blase 58 und 60 am Hinterrand des M. fibularis longus zu suchen ist. Von dort zieht dann das Gefäß zwischen dem Gallenblasen- und Magenmeridian nach oben, ohne eigene Punkte zu besitzen, kreuzt in der Hüftgegend den Gallenblasenmeridian und zieht sodann zum Punkt DüD 10, chinesisch NAO-JU, welcher am Unterrand der Spina scapulae neben dem Akromeon gelegen ist. Von dort zieht er zu DiD 16, chinesisch TSIU-KOU, welcher auf der Vorderseite des Akromeo-Klavikulargelenkes zu finden ist. Dann weiter zum Punkt Dickdarm 15, TSIENN-JU, welcher in dem Grübchen vor dem Proc.coracoideus zu finden ist, welches erscheint, wenn man den Arm nach der Seite hebt. Das Gefäß verläßt jetzt den Dickdarmmeridian und zieht zum Magen-Meridian, wo es am 10. Punkt in diesen eintritt. M 10 CHOE-TROU liegt am vorderen Rand des M. sternocleidomastoideus und zwar in Höhe des Adamsapfels.

Weiter geht es auf M 9, JENN-ING, ebenfalls am Vorderrand des M. sternocleidomastoideus gelegen, in Höhe des Cricoid.

Von dort zu M 8 TA-ING am Unterrand des Unterkiefers, wo dieser in einer Geraden geschnitten wird, die durch die Pupillenmitte errichtet wird. Auf dieser selben Geraden finden sich jetzt auch die weiteren Punkte nämlich M 7 TI – TSRANG an der Schnittlinie des Mundwinkels mit oben genannter Gerader und M 6 TSIU-TSIAO an der Schnittlinie des Nasenloches mit obiger Geraden. Sodann kommen wir zu dem Punkt M 5 SE-PAE, welcher 2 Querfinger unter M 4 liegt. M 4 TSCHRENG-TSRI liegt selbst am unteren Orbitalrand, etwa wieder in der Mitte dieser Geraden, die durch die Pupillen gezogen wird. Von dort zieht nun das Gefäß zum Punkt B 1 und springt dann auf Punkt Gb 20 auf einem eigenen Verlauf, auf dem es jedoch keine wie immer gearteten Punkte hat. B 1 heißt chinesisch TSING-MING und liegt im Winkel, der gebildet wird von der Nasenwurzel und der Orbita, etwa dort, wo sich die Stützen von Brillen auf der Nasenwurzel abzudrücken pflegen. G 20 haben wir schon besprochen, liegt hinter dem Mastoid, chinesisch FONG-TSCHRE. Damit haben wir auch das 3. Paar und seine Verläufe und Punkte abgehandelt.

Betrachten wir TOU-MO und YANG-TSIAO-MO gemeinsam, so sehen wir hier einerseits die dorsale Mediane als Leitlinie beim TOU-MO, die über den Kopf nach vorne bis in den Bereich der Oberlippe zieht. Wir sehen andererseits das YANG-TSIAO-MO, das insbesondere die laterale und hintere Seite, von den Beinen angefangen hinauf über den Rumpf und Schulter bis zum Kopf einnimmt, aber dann auf die Stirnpartie übergeht und von vorne nach hinten noch einmal den Schädel ankreuzt. Also ein Gegensatz zum TOU-MO, das von hinten nach vorne den Schädel überkreuzt. Wieder sehen wir, daß die Einschaltmechanismen bei diesem dritten Paar nun anders herumgehen, d. h. der erste Teil hat nunmehr seinen Kardinalpunkt am Arm, während der zweite Teil ihn am Bein hat, im gegenständlichen Fall ist sogar Einschaltpunkt und Beginn des außergewöhnlichen Gefäßes der gleiche, nämlich Blase 62. Dies ist auch der Grund, warum wir bei diesem außergewöhnlichen Gefäß keinerlei Anastomosen zu berücksichtigen haben. Wir sehen also eine Betonung mehr der dorsalen Ansicht des Organismus und klar kommt durch Verläufe und Art dieser beiden gekoppelten Gefäße die starke Tendenz zum YANG hin zum Tragen.

Verlauf des JENN-MO

Wir kommen nun zum 4. und letzten Paar, welches besteht aus dem JENN-MO oder KG als 1. Teil. Das JENN-MO besteht (Abb. 7) aus der ventralen Medianen und zieht von KG 1 bis KG 24 nach oben. Ebenso wie das TOU-MO besitzt es eine Reihe eigener Punkte, die uns schon geläufig sind und es ist ständig von Energie durchflossen, ebenso wie das TOU-MO und im Gegensatz zu den anderen 6 verbleibenden außergewöhnlichen Gefäßen. Ist der Verlauf dieses Gefäßes auch klar bekannt, so sind es etwas weniger die Anastomosen. Der zuständige Kardinalpunkt ist Lu 7, wieder ist es der Durchgangspunkt des Lungenmeridians, der hier gleichzeitig Kardinalpunkt ist. Wieder haben wir beim JENN-MO, ähnlich wie beim YIN-OE eine eigenartige Einspeisung der Energie: und zwar beginnt es damit, daß das JENN-MO in Verbindung steht mit dem Punkt 1, also direkte Überleitung von Lu 1 zu KG 17. Dann bilden sich aber auch wieder diese zweigleisigen Ausbildungen, die, ähnlich wie beim YIN-OE, die Einspeisung der Energie nicht als Schock entstehen lassen, sondern diese quasi verteilen. Wir finden solche Verbindungen zwischen KG 17 und KG 12, sowie zwischen KG 12 und KG 9. In diesem Falle also nur 2 solche geschlossene Gebilde, während wir beim YIN-OE drei haben. Der 2. Teil dieses Paares mit dem wir uns nun noch befassen wollen, ist das YIN-TSIAO-MO (Abb. 8).

Verlauf des YIN-TSIAO-MO

Das YIN-TSIAO-MO beginnt auf dem Punkt N 2, chinesisch JENN-KOU. Dieser liegt an der Innenseite des Fußes und zwar unter dem Vorsprung des Os naviculare. Der nächste Punkt ist N 3 TRAE-TSRI, er liegt einen halben Querfinger unter und hinter dem Malleolus internus. **Achtung!** die Punkte des Nierenmeridians erfuhren von BACHMANN in diesem Bereich eine kleine Änderung. Wenn Sie nach unserer Nomenklatur die Punkte verfolgen, werden Sie sehen, daß sie um den Knöchel herum eine eigenartige Figur beschreiben. BACHMANN hat diese Figur etwas abgekürzt, indem er die Nummern der Punkte verändert hat. Da aber das nur in seinem großen Werk der Fall ist und in allen anderen Büchern nicht, glaube ich, daß wir

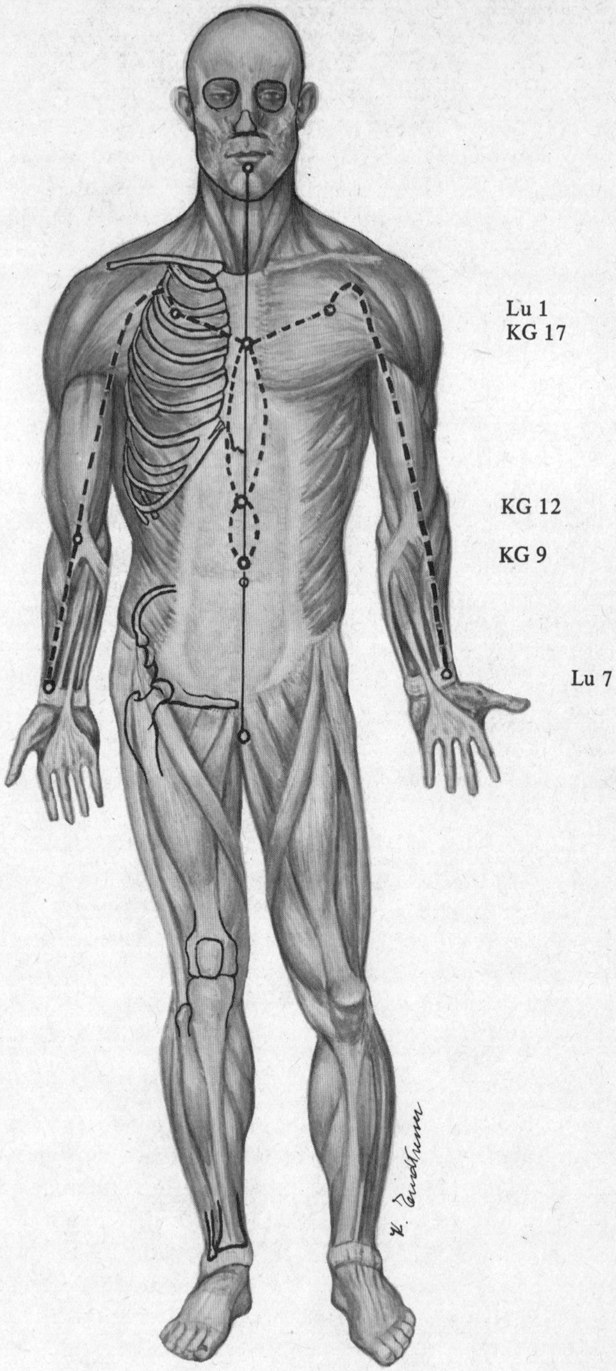

Abb. 7: JENN-MO

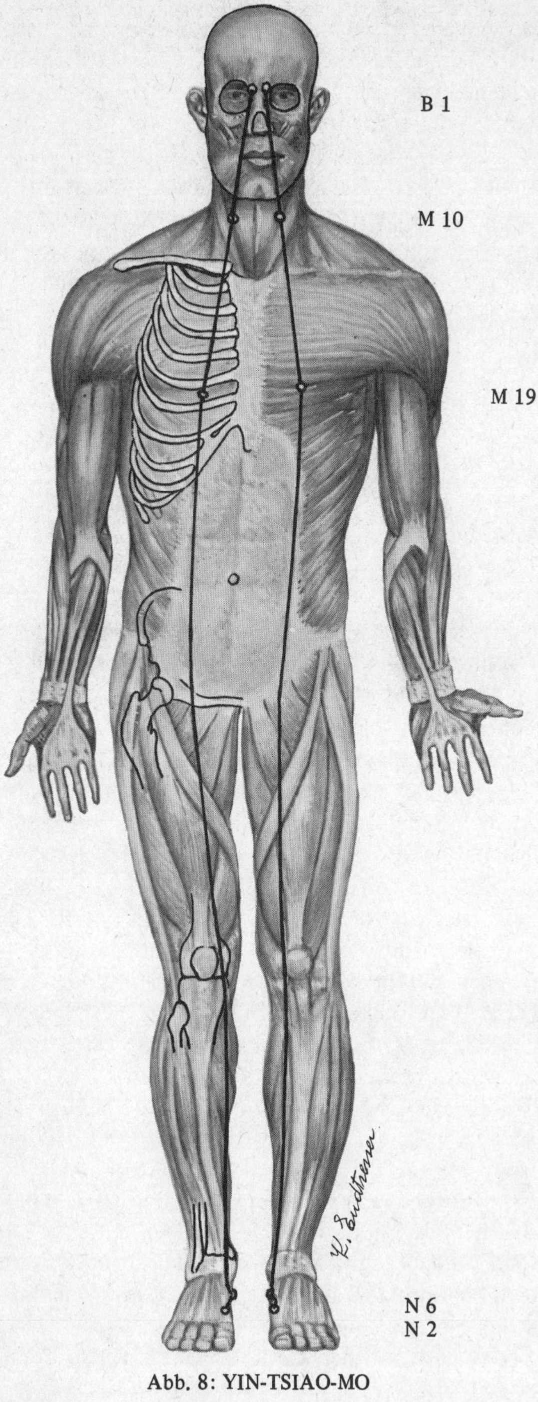

Abb. 8: YIN-TSIAO-MO

besser bei der ursprünglichen Bezeichnung bleiben und diesen Punkt daher nach wie vor N 3 benennen und **nicht**, wie das BACHMANN tut, Niere 5. Ich bitte daher in diesem Fall auf die Namen zu achten, da sonst Unklarheiten entstehen könnten. Das gleiche gilt für die nächsten, folgenden Punkte: N 4, chinesischer Name TA-TCHONG, liegt einen halben Querfinger hinter der Spitze des Malleolus internus (bei BACHMANN heißt dieser Punkt N 6). N 5 CHOE-TSIUANN, liegt an der Innenseite des Calcaneus auf der Schnittlinie, die gebildet wird, wenn man eine Linie zieht etwa 2 Querfinger unterhalb dem Malleolus internus und eine zweite etwa durch die Mitte des Calcaneus selbst. Am Schnittpunkt dieser beiden liegt unser Punkt N 5, der bei BACHMANN N 4 heißt. Der nächste Punkt ist N 6, gleichzeitig der Kardinalpunkt dieses Gefäßes, er heißt TCHAO-RAE und liegt genau 1 Querfinger unterhalb des Malleolus internus. Er heißt bei BACHMANN N 3. Dieses Gefäß zieht nun vom Nierenmeridian weg und bleibt dann ein kurzes Stück auf dem Magenmeridian, ohne jedoch dort Punkte zu haben, es verläßt ihn aber schon im oberen Teil des Unterschenkels, zieht dann auf einem eigenen Verlauf zwischen Gallenblase und Leber am Oberschenkel in die Höhe, kommt dann wiederum auf den Meridian des Magens und da am Punkt M 19 POU-JONG, er liegt im 6. Interkostalraum, etwa im Winkel, der gebildet wird von der 6. und 7. Rippe. Der nächste Punkt M 18 JOU-KENN liegt im 5. ICR, knapp unterhalb der Mamilla. M 17 JOU-TSCHONG liegt in der Mitte der Mamilla und es ist äußerst unüblich ihn zu stechen, tut man es dennoch, in den meisten Fällen nur bei Männern, so wird man sich bei diesem Stechen einer ganz, ganz feinen Nadel zu bedienen haben. Ich persönlich benütze diesen Punkt nie. M 16 ist der nächste Punkt, der uns interessiert, chinesischer Name ING-TSCHROANG, er liegt im 3. ICR, etwas lateral auf einer Linie, die für die nächsten beiden Punkte ebenfalls Gültigkeit hat und zwar ist es eine Linie, die ausgeht vom Punkt M 12, den wir in Kürze besprechen werden und hinzieht zum Punkt M 17, also auf die Mitte der Mamilla, in dieser Linie haben wir in den entsprechenden Interkostalräumen die jetzt folgenden Punkte zu suchen. M 15 OU-I, er liegt im 2. ICR auf der obengenannten Linie. M 13 TSRI-ROU liegt am Unterrand der Klavikula, etwa in deren Mitte, bzw. unterhalb des Punktes 12. M 12, TSIUE-PRENN liegt am Oberrand der Klavikula zwischen den beiden Ansätzen des M. sternocleidomastoideus. M 11 TSRI-CHE liegt am lateralen Ansatz des Sternokleidomastoideus, am oberen Rand der Klavikula und schließlich M 10 CHOE-TROU liegt am Vorderrand des Sternokleidomastoideus in der Höhe des Adamapfels. Von dem M 10 zieht nun das Gefäß auf einem eigenen Verlauf, jedoch ohne besondere Punkte, über den unteren Anteil des Gesichtes zum Punkt B 1 TSING-MING, im Winkel von Orbita und Nasenwurzel gelegen, an dem dieses Gefäß endet. Anastomosen haben wir hier überhaupt keine, da ja der Kardinalpunkt auf dem Verlauf des Gefäßes selbst gelegen ist.

Betrachten wir abschließend dieses letzte Paar noch einmal in seiner Gesamtheit, so sehen wir hier besondere Betonung der vorderen Körperpartie am Rumpf bzw. der Innenseite der unteren Extremitäten. Wir sehen, was noch ziemlich interessant ist, daß auch Beziehungen hinüber bestehen zu dem ähnlich klingenden YANG-TSIAO-MO. Diese Beziehung ist insbesondere an verschiedenen Stellen gegeben, so an den Punkten M 10 zum Beispiel, sowie ganz besonders auch in B 1. Obgleich die beiden schon dem Namen nach konträr zueinander sich verhalten, haben sie doch gemeinsam ganz wesentliche Punkte. Etwas ähnliches besteht auch zwischen TOU-MO und JENN-MO. Es gibt eine Reihe von Autoren, insbesondere führt auch die neueste chinesische Literatur eine Reihe von peroralen Punkten an, die nur dann erklärbar sind, wenn man sich der Annahme fügt, daß die Gefäße von TOU-MO und JENN-MO nicht einfach in der Gegend des Mundes aufhören, sondern zirkulär um ihn herumgehen und daß dort eine Verbindung zwischen den beiden bestehen kann oder könnte. Ich glaube, daß diese Überlegung durchaus Berechtigung hat. Mithin hätten wir die sogenannten Wundermeridiane, außergewöhnliche Gefäße oder MO'S in ihren wesentlichen Anteilen durchbesprochen.

Wir haben die Pulsqualitäten besprochen, wir haben die Verläufe besprochen, wir haben die Indikationen besprochen, wir haben gewarnt vor irgendwelchen Schwierigkeiten, die auftreten, wir haben über die Energie gesprochen, die in diesen Gefäßen zirkuliert oder notfalls zu finden ist und wir haben über einige praktische Verwendungsmöglichkeiten dieser außergewöhnlichen Gefäße gesprochen.

Das Kapitel soll nicht abgeschlossen werden, ohne den Hinweis darauf, daß es sich hierbei um eine nicht allzu häufige Form handelt und daß man nur in einer größeren Praxis täglich sich der Wundermeridiane zu bedienen haben wird. Sie sind aber wichtig, auch für denjenigen, der noch keine große Akupunkturpraxis hat, da sie ja manchesmal auch nur als symptomatische Punkte angegeben werden und zwar sowohl die Kardinalpunkte, die diese außergewöhnlichen Gefäße einschalten, als auch auf ihnen liegende Punkte mit einer breiten Wirkung. Dies leitet über zum nächsten Kapitel, mit dem wir uns befassen sollen, nämlich zum Kapitel der sogenannten Reunionspunkte.

Vorher sollen jedoch die Punkte, soweit das bis jetzt noch nicht geschehen ist, die auf den Wundergefäßen liegen, noch einmal der Reihe nach besprochen werden.

IV. KAPITEL

Die Punkte auf den außergewöhnlichen Gefäßen nach Paaren geordnet

1. PAAR: TCHRONG-MO und YIN-OE

KG 1, chinesisch ROE-INN: Dies ist ein wichtiger Sexualpunkt und wird auch in der Allgemeinakupunktur dafür verwendet, ebenso wie manchesmal beim Pruritus in dieser Gegend. **KG 1, chinesisch ROE-INN:**

Lokalisation: er liegt oberhalb des Anus, in der Medianen.

N 11, RONG-KOU: er ist wichtig für die sexuelle Regulation, er wirkt bei Reizblasen, entzündlichem oder spastischem Urogenitalgeschehen, wie zum Beispiel Dysmenorrhoe. **N 11, RONG-KOU:**
Lokalisation: am oberen Rand des Os pubis, etwa 2 Querfinger (QF) lateral der Medianen. Der Punkt wird von oben her gestochen.

N 12, TA-RO: die Indikationen sind die gleichen wie bei N 11, **N 12, TA-RO:**
Lokalisation: 2 QF oberhalb des Punktes N 11.

N 13, TSRI-TSIUE: ebenfalls mit gleichen Indikationen. **N 13, TSRI-TSIUE:**
Lokalisation: 3 QF oberhalb des Punktes N 11, etwa in der Höhe des Punktes KG 4.

N 14, SE-MENN: insbesondere ein stark sexuell wirksamer Punkt. **N 14, SE-MENN:**
Lokalisation: er liegt auf der Höhe von KG 5, etwa zweieinhalb QF lateral der Medianen.

N 15, TSCHONG-TCHOU: er hat mehr Beziehungen zum Darmgeschehen als zum Genitaltrakt. **N 15, TSCHONG-TCHOU:**
Lokalisation: zweieinhalb QF von der Mittellinie lateral, in Höhe des KG 7, also 1 schwachen QF unterhalb des Nabels.

N 16, ROANG-JU: Indikationen die gleichen wie 15. **N 16, ROANG-JU**
Lokalisation: 3 QF lateral der Medianen in Nabelhöhe.

N 17, CHANG-TSIOU: er hat dieselben Indikationen. **N 17, CHANG-TSIOU:**
Lokalisation: 4 QF lateral der Medianen und etwa 1 QF höher als der vorhergehende Punkt.

N 18, CHE-KOANN:

N 18, CHE-KOANN: er hat ebenfalls die gleichen Indikationen, hauptsächlich Beziehungen zum Darmgeschehen, Darmkrämpfe und ähnliches mehr wie auch die nächsten folgenden Punkte.
Lokalisation: 4 QF lateral der Medianen und 3 QF oberhalb des N 16.

N 19, INN-TOU:

N 19, INN-TOU: die gleichen Indikationen.
Lokalisation: er liegt auf der Höhe von KG 12, 4 QF lateral der Medianen.

N 20, TRONG-KOU:

N 20, TRONG-KOU: dieselben Indikationen, also den Magendarmtrakt betreffend.
Lokalisation: er liegt auf der Höhe von KG 13, 4 QF lateral der Medianen.

N 21, JOU-MENN:

N 21, JOU-MENN: der Punkt hat ebenfalls die gleichen Indikationen.
Lokalisation: 3 QF lateral der Medianen auf der Höhe der Xyphoidspitze.

N 9, TSO-PINN:

N 9, TSO-PINN: die Indikationen dieses Punktes sind Schmerzen und Entzündungen der Beine, Lähmungen, aber auch psychische Alterationen und Krämpfe der unteren Extremitäten.
Lokalisation: Innenseite des Unterschenkels in der Hälfte der Strecke Knöchel-Epicondylus medialis vor dem unteren Ende des Musculus gastrocnemius, also etwa 5 QF oberhalb des inneren Knöchels.

Punkte der Anastomosen für das 1. Paar:

MP 12, TCHRONG-MENN:

MP 12, TCHRONG-MENN: an Indikationen hat er besonders Völlegefühl, Verdauungsstörungen, aber auch gynäkologische, wie Adnexitis und Fluor.
Lokalisation: er liegt oberhalb des Os pubis, 4 QF lateral der Medianen.

MP 13, FOU-CHE:

MP 13, FOU-CHE: er hat allgemeine Beziehungen zum Magendarmtrakt und hat auch eine gewisse Wirkung auf den Stoffwechsel, sowie die nachfolgenden ebenfalls:
Lokalisation: er liegt 4 QF lateral der Medianen auf der Höhe des oberen Endes des untersten Drittels einer Strecke, die vom Schambein zum Nabel zieht.

MP 14, FOU-TSIE:

MP 14, FOU-TSIE: die Indikationen sind auch hier gleich.
Lokalisation: er liegt 5 QF lateral der Medianen auf der Höhe von KG 6.

MP 15, TA-RONG: gleiche Indikationen.
Lokalisation: er ist identisch mit LE 13 und liegt am freien Ende der 11. Rippe.
Zusatz: MP 15 wird in den Büchern von STIEFVATER MP 13 genannt und kann so zu Irrtümern Anlaß geben.

MP 15, TA-RONG:

MP 16, FOU-NGAE: er ist wichtig bei allen Krämpfen im Magenbereich, bei Magen- und Zwölffingerdarmgeschwüren, sowie bei allen Störungen der Verdauung und Durchfällen.
Lokalisation: er liegt unter der 9. Rippe, zwischen vorderer Axillar- und Mamillarlinie.

MP 16, FOU-NGAE:

KG 22, TOENN-TROU: ein wichtiger Punkt bei Husten, Heiserkeit, Laryngitis, Pharyngitis, aber auch Bronchitis, seltener bei Asthma.
Lokalisation: er liegt 3 QF oberhalb des Jugulums.

KG 22, TOENN-TROU:

KG 23, LIENN-TSIUANN: ein Punkt, der bei Stottern eine Rolle spielt, bei eitrigen Entzündungen im Mund- und Zungenbereich, aber auch bei Bronchitis, Asthma und bei Veränderungen des Speichelflusses. Er hat auch noch eine Wirkung auf die Schilddrüse allgemeiner regulierender Art.
Lokalisation: er liegt auf dem Adamsapfel in der Medianen.

KG 23, LIENN-TSIUANN:

Anastomosen:

KS 1, chinesischer Name TIENN-TCHRE: er ist gleichzeitig der erste Alarmpunkt dieses Meridians und wirkt bei Angina pectoris sowie bei Herzklopfen. Unterstützend wird er bei Hyper- und Hypotonie dazuverwendet.
Lokalisation: er liegt im 4. ICR, einen Querfinger lateral der Mamille.

KS 1, chinesischer Name TIENN-TCHRE:

N 23, CHENN-FONG: dieser Punkt hat eine Beziehung bei Druck- und Völlegefühl im Brustraum, bei Schwellungen der Nasenschleimhäute, seltener bei Bronchitis und Angina pectoris.
Lokalisation: In der Höhe des 4. ICR neben dem Sternum.

N 23, CHENN-FONG:

KG 17, TRANN-TCHRONG: das ist ein sehr wichiger Punkt, den wir schon recht gut kennen. Er ist der obere Alarmpunkt des „Dreifachen Erwärmers", wirkt bei allen Erkrankungen im Thoraxbereich, so Asthma, Präkordialschmerzen usw.
Lokalisation: er liegt auf der Mitte des Sternums, in Höhe des IV. ICR.

KG 17, TRANN-TCHRONG:

KG 13, CHANG-CHOANN:

KG 13, CHANG-CHOANN: er ist ein Spezialpunkt für alle spastischen Magenstörungen, Ulzera usw.
Lokalisation: er liegt 3/8 unterhalb der Xyphoidspitze.

KG 12, TCHONG-KOANN:

KG 12, TCHONG-KOANN: er ist der Alarmpunkt des Magens, auch einer der Alarmpunkte des Meridians „Dreifacher Erwärmer". Wir verwenden ihn vor allem bei der Behandlung des Ulkus, bei Dyspepsien, Meteorismus und Tympanie.
Lokalisation: er liegt genau in der Mitte der Strecke Nabel-Xyphoid.

Schließlich der letzte Punkt:

KG 7, INN-TSIAO:

KG 7, INN-TSIAO: er ist der untere, sexuelle Alarmpunkt des „Dreifachen Erwärmers". Er wird bei allen sexuellen Hypererscheinungen gegeben, sowie bei Adnexitis.
Lokalisation: am proximalen Ende des 4. Fünftels oberhalb der Symphyse, bzw. einen QF unter dem Nabel auf der ventralen Medianen.

2. PAAR: TAE-MO und YANG-OE

Der Verlauf des Gefäßes ist ein zirkulärer, wobei von unten nach oben folgende Punkte berührt werden:

G 28, OE-TAO:

G 28, OE-TAO: er hat gleiche Indikationen wie G 26.
Lokalisation: er liegt auf der Spina iliaca anterior superior.

G 27, OU-TCHOU:

G 27, OU-TCHOU: hat die gleiche Indikation wie G 26.
Lokalisation: er liegt auf dem Darmbeinkamm zwischen G 26 und G 28.

G 26, TAE-MO:

G 26, TAE-MO: dieser Punkt ist ein wesentlicher Punkt in der Behandlung von Lumbago und Ischias, aber auch für alle Störungen des weiblichen Genitales.
Lokalisation: er liegt auf dem höchsten Punkt des Darmbeinkammes.

Le 13, TCHANG-MENN:

Le 13, TCHANG-MENN: er ist Alarmpunkt des Meridians Milz-Pankreas. Gleichzeitig auch ein wichtiger Stoffwechselpunkt. Er wird vor allem bei allgemeiner Müdigkeit, Rekonvaleszenz, sowie bei allen Störungen des Verdauungstraktes mitgegeben. Er ist ein Hauptpunkt in der Behandlung der

Kolitis, Gastritis sowie aller Ulzera. Ferner ist er ein wesentlicher Punkt in der Behandlung des Asthma und der Anämien.
Lokalisation: er liegt am freien Ende der 11. Rippe.

Direkte Anastomosen sind bei diesem Gefäß nicht notwendig, da sein Einschaltpunkt G 41 auf dem Gallenblasenmeridian selbst gelegen ist. Die Anastomosen kommen in anderer Weise zustande, nämlich dahingehend, daß die Meridiane Blase-Niere, Gallenblase-Leber, Magen und Milz-Pankreas noch einmal durch dieses Gefäß transversal zusammengeschlossen werden. Die Einspeisung erfolgt aber über den Gallenblasenmeridian direkt.

YANG-OE

Sein Einschalt- oder Kardinalpunkt ist der 3 E 5. Es beginnt auf dem Punkt.

B 64, chinesischer Name desselben **TSING-KOU.**

B 64, chinesischer Name desselben **TSING-KOU**. Es handelt sich dabei um den Quellpunkt dieses Meridians. Wir finden bei ihm eine Vielzahl von Indikationen, sowohl in der Richtung YANG, als auch in der Richtung YIN. So zum Beispiel depressive Zustände mit Verweigerung der Nahrungsaufnahme, aber auch zersprengende Kopfschmerzen, Neuralgie, Kontrakturen der Beine, ebenso wie das Zervikalsyndrom und die Blepharitis, um die wichtigsten herauszuheben. Er findet außerdem Anwendung in der Analgesie, bzw. zur Vorbereitung von Geburten.
Lokalisation: er liegt am äußeren Fußrand, am proximalen Gelenksköpfchen des Metatarsale V.

B 63, TSINN-MENN

B 63, TSINN-MENN: es ist dies ein Punkt, der ebenfalls bei allgemeiner Schwäche eine Bedeutung hat, aber auch bei allen Arten von Kopfschmerzen, sowie lokal im Bereich der Fußgelenke wirksam ist.
Lokalisation: er liegt auf dem Gelenkspalt zwischen dem Talus und dem os cuboideum.

B 62, CHENN-MO:

B 62, CHENN-MO: Achtung! dieser Punkt ist gleichzeitig auch der Kardinalpunkt des Wundermeridians YANG-TSIAO-MO.

B 62 ist ein sehr breit wirksamer Punkt, besonders in der Behandlung der Schlaflosigkeit, bei allen nervösen Erregungserscheinungen, insbesondere, wenn sich diese während der Regel verschlimmern. Wir verwenden ihn auch noch bei Lähmungen, insbesondere der unteren Extremitäten , sowie nicht zuletzt bei therapieresistenten Kopfschmerzen.
Lokalisation: wir finden ihn 2 QF unterhalb der Spitze des Malleolus externus.

G 35, YANG-TSIAO:

G 35, YANG-TSIAO: dieser Punkt ist wirksam bei Entzündungen im Bereiche des Knies und bei allen Schwächestörungen und Entzündugen in Unterschenkeln und Füßen.
L o k a l i s a t i o n: er liegt in halber Höhe der Unterschenkelaußenseite, am vorderen Rand des Musc. soleus.

G 34, YANG-LING-TSIUANN:

G 34, YANG-LING-TSIUANN: ein sehr wichtiger Punkt, unser Meisterpunkt für die Muskulatur, ein wesentlicher Punkt in der Behandlung der Claudicatio intermittens, des Ischias, sowie aller Störungen im Bereich des Kniegelenkes.
L o k a l i s a t i o n: er liegt unterhalb und vor dem Fibulaköpfchen.

G 33, YANG-KOANN:

G 33, YANG-KOANN: dieser Punkt hat seine Verwendung bei Entzündungen des Kniegelenkes, Steifigkeiten etc.
L o k a l i s a t i o n: er liegt oberhalb des Epicondylus lateralis des Femur, am hinteren Rand der Sehne der Fascia lata.

G 32, SIA-TOU:

G 32, SIA-TOU: dieser Punkt wird relativ wenig verwendet, wenn, dann bei Lähmungen und bei rheumatischen Beschwerden in Extremitäten und Gelenken.
L o k a l i s a t i o n: er liegt 4 QF unterhalb von G 31, am hinteren Rande des Musc. vastus lateralis.

G 31, FONG-CHE:

G 31, FONG-CHE: dies ist ein Punkt, der ebenfalls rheumatische Beschwerden sowie Durchblutungsstörungen im Bereich von Oberschenkel und Knie als Indikationen hat. Zudem kommt noch eine Beziehung bei Jucken am ganzen Körper hinzu.
L o k a l i s a t i o n: er liegt an der Außenseite des Oberschenkels, am hinteren Rand des Musc. vastus lateralis, genau in der Mitte zwischen Trochanter und Kniegelenk.

G 30, ROANN-TIAO:

G 30, ROANN-TIAO: es ist dies ein Punkt, der eine Beziehung zu allen entzündlichen Erscheinungen im Knochen hat, er hat eine starke Wirkung bei Lumbago und Ischias und wirkt überhaupt auf die Muskulatur im Bereich des Beckens positiv.
L o k a l i s a t i o n: er liegt auf der stärksten Vorwölbung des Trochanter major und ist dadurch relativ leicht zu finden.

G 29, TSIU-TSIAO:

G 29, TSIU-TSIAO: dieser Punkt hat relativ wenige Indikationen, lediglich rheumatische Beschwerden im Bereich von Hüft- und Kreuzbeinregion.
L o k a l i s a t i o n: er liegt an der obersten Spitze des Trochanter major.

Di 14, PI-NAO: er wird unterstützend bei Schulterschmerzen, sowie bei allen Algien und Paresen der oberen Extremität gegeben. **Di 14, PI-NAO:**
L o k a l i s a t i o n: am untersten Punkt des Ansatzes des Musc. deltoideus am Oberarm.

3 E 13, NAO-ROE: dieser Punkt wird verwendet bei rheumatischen Beschwerden im Bereiche des Schultergelenkes mit Ausstrahlungen auch in die seitliche Halsregion. Insbesondere kann der Arm nicht nach der Seite gehoben werden. **3 E 13, NAO-ROE:**
L o k a l i s a t i o n: er liegt an der seitlichen, hinteren Gegend des Oberarmes am unteren Rande des M. deltoideus, zwischen dem M. brachialis und dem M. triceps und zwar an dessen caput laterale.

G 21, TIENN-TSING: dieser Punkt hat eine Beziehung zur Geburt und zwar zur erschwerten und verzögerten Geburt, genau wie zu allen Schmerzen im Bereich der Schulter bei Bewegung des Armes, insbesondere nach rückwärts. Ferner hat er auch noch eine Beziehung zu Schwindel und zu neurotischem Geschehen. Eine geringe Wirkung hat er hinsichtlich Bronchitis, Asthma und Tracheitis. Seine Haupteinsatzmöglichkeiten sind, wie gesagt, Schulter- und Nackenschmerzen, sowie die Geburt. **G 21, TIENN-TSING:**
L o k a l i s a t i o n: er liegt vor dem vorderen Rand des M. trapezius zwischen dem M. splenius und dem M. scalenus.

Dü 10, NAO-IU: ist ein sehr wichtiger Punkt in der Behandlung von Schulterschmerzen und Schmerzen, die in den Hals und Nacken hin ausstrahlen. Ebenso ist er zur Behandlung von Schreibkrämpfen geeignet. Weniger bei der sogenannten ophthalmischen Migräne. **Dü 10, NAO-IU:**
L o k a l i s a t i o n: er liegt am unteren Rand der Spina scapulae, dicht proximal neben dem Akromeon.

G 20, FONG-TCHRE: es ist dies ein ganz wesentlicher Punkt, wir kennen ihn von seiner Wirkung auf den Sympathikus hin als einen der Hauptsteuerpunkte für das Vegetativum. Er wirkt ferner ganz allgemein auf die Augen und alle Erkrankungen und Störungen in diesem Bereiche hin. Ebenso wirkt er, grob gesprochen, auf die Nase, findet selbstverständlich auch Verwendung im Bereiche von Schmerzen in der Nackengegend, der Schulter und der oberen Abschnitte der Wirbelsäule. **G 20, FONG-TCHRE:**
L o k a l i s a t i o n: er liegt am unteren Okzipitalrand, knapp hinter dem Mastoid.

G 19, NAO-KRONG: es ist dies ein Punkt, der sowohl in der Behandlung von Kopfschmerzen stark verwendet wird, als auch bei allen Beschwerden im Nacken und Halsbereich. **G 19, NAO-KRONG:**

L o k a l i s a t i o n: er liegt 3 QF lateral der Mittellinie, auf der Naht, die vom Os occipitale und Os parietale gebildet wird.

G 18, TCHRENG-LING:

G 18, TCHRENG-LING: auch dieser Punkt wird bei Kopfschmerzen und Migräne verwendet, seltener beim Nasenbluten, bei der Rhinitis und bei manchen asthmatischen Beschwerden.
L o k a l i s a t i o n: er liegt etwa 3 QF lateral der Mittellinie, zwischen den Punkten 17 und 19.

G 17, TCHENG-ING:

G 17, TCHENG-ING: dies ist ein Punkt, der sowohl bei Kopfschmerzen, als auch bei Migränen Verwendung findet, insbesondere dann, wenn letztere gleichzeitig mit Störungen der Regel oder krankhaften Erscheinungen im gynäkologischen Bereich einhergehen. Seltener wird er verwendet bei der Behandlung von Zahnschmerzen, ja sogar von Abszessen im Kieferbereich. Er hat ferner auch eine allgemeine Wirkung auf Auge und Ohr.
L o k a l i s a t i o n: er liegt 3 QF lateral der Mittellinie, genau oberhalb der höchsten Stelle des Ohres.

G 16, MOU-TCHROANG:

G 16, MOU-TCHROANG: dieser Punkt hat eine besondere Beziehung zum Auge, wir verwenden ihn bei allen Entzündungen in diesem Bereich, geringer ist die Beziehung zur Sinusitis und zum Zahnapparat.
L o k a l i s a t i o n: er liegt 3 QF lateral der Mittellinie, auf der Naht zwischen dem Os frontale und dem Os parietale.

G 15, LINN-TSRI:

G 15, LINN-TSRI: dieser Punkt hat eine starke Beziehung zum Auge (Sehschwäche, Tränenfluß, etc.). Ferner zu Konjunktivitis und allen sonstigen Erkrankungen im Bereich des Auges, wie Blepharitis, Iritis, bzw. Iridozyklitis und Glaukom. Geringer ist seine Beziehung zur Sinusitis.
L o k a l i s a t i o n: wieder 3 QF lateral der Mittellinie, oberhalb der Stirnregion, und zwar etwa 1 QF innerhalb der Haargrenze, oder wo sie früher einmal war.

G 14, YANG-PAE:

G 14, YANG-PAE: dieser Punkt hat ebenfalls eine starke Beziehung auf Kopfschmerzen und ganz besonders auch auf das Auge, sämtliche Augenkrankheiten können von dort angegangen werden.
L o k a l i s a t i o n: er liegt 2 QF oberhalb der Augenbrauen, in einer Senkrechten durch die Pupillenmitte.

G 13, PENN-CHENN:

G 13, PENN-CHENN: dieser Punkt hat alle Durchblutungsstörungen des Auges auf seiner Indikationsliste, sowie die meisten Sehstörungen. Seltener wird er bei Hemiplegie zusätzlich verwendet.
L o k a l i s a t i o n: er liegt in der Temporalgegend, 4 QF oberhalb des hinteren Randes der Orbita.

3. PAAR: TOU-MO UND YANG-TSIAO-MO
TOU-MO oder Lenkergefäß

Das TOU-MO oder Lenkergefäß ist uns bekannt, es handelt sich um die dorsale Mediane, es hat 27 Punkte, auf die hier nicht näher eingegangen werden soll und muß.

Eine einzige **Anastomose** kommt von ihm herüber zum Meridian des Magens, den Meridian des Dünndarms vorher überkreuzend, alle in der Höhe C 7 verlaufend.

M 12, TSIUE-PRENN: er ist ein wichtiger Punkt in der Behandlung des Magens, wir haben ihn schon ausführlich dort besprochen. Weniger wird er zur Behandlung von Asthma und Bronchitis als Sekundärpunkt verwendet, sowie für Schmerzen im Bereich der Schulter.
L o k a l i s a t i o n: er liegt am oberen Rand des Schlüsselbeines, etwa in der Mitte und zwar zwischen den Ansätzen des M. sternokleidomastoideus.

M 12, TSIUE-PRENN:

YANG-TSIAO-MO: dieses Gefäß beginnt auf dem Punkt Blase 62, der gleichzeitig auch sein Kardinalpunkt ist.

YANG-TSIAO-MO:

B 62, CHENN-MO: wurde schon, auch hier, ausführlich besprochen.

B 62, CHENN-MO:

Der nächste Punkt, der uns interessiert und über den der Meridian verläuft, ist der Punkt

B 61, PROU-CHENN: dieser Punkt hat als Indikationen allgemeine Schwäche, Spasmen, Bewegungsunfähigkeit und rheumatische Beschwerden, insbesondere im Bereiche von Knöchel und Ferse.
L o k a l i s a t i o n : er liegt an der Außenseite des Calcaneus, auf der Verbindungslinie zwischen B 60 und dem unteren Rande des Fersenbeines.

B 61, PROU-CHENN:

B 60, KROUN-LOUN: dies ist ein ganz wichtiger Punkt, es ist unser Hauptpunkt gegen alle Schmerzen, wo immer sie sich im Körper befinden. Außerdem ist es ein Punkt, der zur Geburtserleichterung eine deutliche Rolle spielt. Er wird bei allen schmerzhaften Erscheinungen gerne mitgegeben, auf jeden Fall aber bei solchen im Bereiche der unteren Extremität, sowie häufig auch bei hartnäckigen Kopfschmerzen.
L o k a l i s a t i o n : er liegt etwa auf der Hälfte der Strecke zwischen dem Malleolus externus und der Achillessehne, am oberen Rande des Calcaneus.

B 60, KROUN-LOUN:

B 59, FOU-YANG: ein Punkt, der eine starke Beziehung zu allen Durchblutungsstörungen und Schmerzen hat, insbesondere in den Unterschenkeln. Auch Spasmen fallen in sein Ressort.

B 59, FOU-YANG:

Lokalisation: er liegt am hinteren Rand des M. fibularis longus, genau in der Hälfte der Strecke B 58–B 60.

Als nächster Punkt tritt für uns einer in Erscheinung, den wir schon vorhin gehört haben, beim YANG-OE, es ist dies der Punkt Dü 10.

Dü 10, NAO-IU:

Dü 10, NAO-IU: wurde bereits abgehandelt.

Di 16, TSIU-KOU:

Di 16, TSIU-KOU: wir verwenden ihn bei Lähmungen, Schulterschmerzen und Arthritis als zusätzlichen Punkt.
Lokalisation: er liegt auf der Akromeonspitze.

Di 15, TSIENN-IU:

Di 15, TSIENN-IU: er ist der Meisterpunkt für alle Paresen der oberen Extremität, zugleich aber auch für alle Neuralgien und rheumatischen Beschwerden in diesem Bereich sowie im Schultergürtel. Er wird manchesmal bei Hypertonie zusätzlich gegeben.
Lokalisation: er liegt am lateralen Schulterrand, in dem Grübchen unter dem Akromeon.

M 10, CHOE-TROU:

M 10, CHOE-TROU: dies ist der Punkt der Redner und Sänger. Wir haben ihn schon mannigfaltig abgehandelt, er ist also gegen Stimmermüdung und Heiserkeit, hat aber auch eine Wirkung auf die Thyreoidea. Weiters wirkt er beruhigend auf Magenspasmen.
Lokalisation: er liegt am Vorderrand des M. sternocleidomastoideus, in Höhe des Schildknorpels, lateral dessen Mitte.

M 9, JENN-ING:

M 9, JENN-ING: dieser Punkt hat an sich geringere Bedeutung, er wirkt ebenfalls bei Heiserkeit, auf die Thyreoidea, seltener auf Entzündungen der Trachea.
Lokalisation: er liegt am Vorderrand des M. sternokleidomastoideus, knapp oberhalb des Schildknorpels.

M 8, TA-ING:

M 8, TA-ING: hat dieselben Indikationen wie M 6 und wird dort abgehandelt.
Lokalisation: Am Schnittpunkt einer Geraden durch die Pupillenmitte mit der Unterkante der Mandibula.

M 7, TI-TSRANG:

M 7, TI-TSRANG: Indikationen wie M 6.
Lokalisation: Am Schnittpunkt eben dieser Linie mit dem Mundwinkel gelegen.

M 6, TSIU-TSIAO:

M 6, TSIU-TSIAO: hat an Indikationen Sinusitis, Stottern, Tic, Fazialisparese und Trigeminusneuralgie. Magen 6, 7 und 8 können einzeln oder

gemeinsam gestochen werden. Diese Punkte haben auch eine starke Bedeutung in der Analgesie des Zahnbereiches.
Lokalisation: M 6 liegt ebenfalls im Verlaufe dieser Senkrechten durch die Pupillenmitte, an der Kreuzungsstelle mit einer Queren durch das Nasenloch.

M 5, SE-PAE: dies ist ein Punkt, der sowohl eine Beziehung zum Auge hat, als auch zur Sinusitis. Ferner noch zu Lähmungen im Bereiche des N. facialis. **M 5, SE-PAE:**
Lokalisation: er liegt einen QF neben dem Nasenflügel, bzw. dessen unterem Ende.

M 4, TCHRENG-TSI: wird sehr selten bei Facialisparesen und Trigeminusneuralgien gegeben. Dieser Punkt wird in China in der Analgesie, insbesondere bei Operationen am Auge, nicht selten verwendet. **M 4, TCHRENG-TSI:**
Lokalisation: er liegt am unteren Ende der Orbita und ist sehr nahe dem Augapfel, daher Vorsicht beim Einstich.

Schließlich haben wir als letzten Punkt dieses Gefäßes noch G 20, den wir aber schon ausführlich besprochen haben.

4. Paar: JENN-MO und YIN TSIAO MO

Das JENN-MO oder Konzeptionsgefäß ist die ventrale Mediane, sie besitzt 24 Punkte, die uns im Wesentlichen alle bekannt sind, und hier nicht näher besprochen werden müssen. **JENN-MO**

Interessanter sind die **Anastomosen**, die vom Kardinalpunkt Lu 7 her imstande sind, dieses Gefäß einzuschalten. Auch hier haben wir eine Reihe dieser Punkte schon besprochen. LU 1 führt hinüber zu KG 17.

Lu 1, TCHRONG-FU: es handelt sich um den Alarmpunkt des Meridians und gleichzeitig ist dieser Punkt ein Hauptpunkt zur Behandlung aller Lungenerkrankungen, insbesondere des Asthmas. Seltener wird er auch bei juckenden Dermatosen verwendet. **Lu 1, TCHRONG-FU:**
Lokalisation: er liegt auf der vorderen Axillarlinie, in Höhe des III. ICR.

Die weiteren Punkte KG 17 – TRANN-TCHONG, KG 12 – TSCHONG-KOANN sind uns schon von vorher bekannt.

KG 9, CHOE-FENN:

KG 9, CHOE-FENN: er ist ein wichtiger Punkt zur Behandlung aller eitrigen Entzündungen, insbesondere Furunkel. Seltener wird er bei spastischer Obstipation verwendet.

Lokalisation: wir teilen hier die Distanz Nabel-Xyphoid in 8 Teile. Er liegt dann 1/8 oberhalb des Nabels, was bei schlanken Personen einem QF des Patienten entspricht.

YIN-TSIAO-MO:

YIN-TSIAO-MO: dieses wunderbare Gefäß beginnt auf dem Punkt N 2.

N 2, YENN-KOU:

N 2, YENN-KOU: es handelt sich hier um den 2. Sedativpunkt des Meridians. Er hat als Indikationen insbesondere übermäßiges Schwitzen, übermäßige Neigung zu Entscheidungen. Er wird ferner gegeben bei Zystitis und Akne, da er ebenfalls ein Stoffwechselpunkt ist. Weiteres verwenden wir ihn bei Knöchelschwellungen, allen rheumatischen Beschwerden der unteren Extremitäten, besonders aber dann, wenn vom Patienten über brennend heiße Füße des Nachts geklagt wird. Seltener wird er bei Bronchitis und Pharyngitis zusätzlich verwendet.

Lokalisation: er liegt an der Innenseite des Fußes, knapp unterhalb des Vorsprunges des os naviculare.

N 3, TRAE-TSRI:

N 3, TRAE-TSRI: dieser Punkt ist der Quellpunkt des Meridians. Wir verwenden ihn meist zusammen mit N 7 in Gold, bei schwerer, allgemeiner Müdigkeit. In Silber gegeben, sieht man von ihm nicht selten eine deutliche Umstimmungsreaktion, die insbesondere in der Therapie des Rheumas Verwendung findet. Seltener verwenden wir ihn zusätzlich bei Asthma und Angina pectoris.

Lokalisation: er liegt einen halben QF unterhalb und hinter dem inneren Knöchel.

N 4, TA-TCHONG:

N 4, TA-TCHONG: dieser Punkt ist der Durchgangspunkt. Seine Indikationen sind hauptsächlich Angst und Traurigkeit, Zittern und Schwindel, seltener sind es Kreislaufstörungen, sowie Krämpfe im Unterbauch.

Lokalisation: er liegt 1/2 QF hinter dem inneren Knöchel, auf der Höhe der Spitze des Malleolus.

N 5, CHOE-TSIUANN:

N 5, CHOE-TSIUANN: dieser Punkt hat hauptsächlich lokale Bedeutung bei Schmerzen im Bereiche der Fersengegend, seltener rheumatische Beschwerden in den unteren Abschnitten der Wirbelsäule, sowie eine Reihe gynäkologischer Indikationen.

Lokalisation: er liegt auf der Innenseite des Calcaneus, etwas unterhalb des Punktes N 3.

N 6, TCHAO-RAE: er ist ein Kardinalpunkt, gleichzeitig auch ein Stoffwechselpunkt und ist daher sehr wichtig. Er wirkt gut bei der Schlaflosigkeit, ferner geht von ihm auch eine schmerzstillende Wirkung aus. Er ist weiterhin ein wichtiger Punkt für die psychische Tonisierung, insbesondere, wenn ein Zusammenhang mit den Regeln als verschlechternder Modalität vorliegt. Er erleichtert die normale Geburt und hat auch eine sonstige gute Wirkung, sowohl auf das hormonelle Geschehen, als auch auf Regelstörungen. Nicht selten wird dieser Punkt auch bei der Migräne in diesem Sinne mit dazu verwendet. **N 6, TCHAO-RAE:**
L o k a l i s a t i o n : er liegt 1 QF unterhalb des Malleolus internus.

M 19, POU-YONG: ein Punkt, der gegeben wird bei Bronchitis, Asthma, selten auch bei Gastritis und Meteorismus. **M 19, POU-YONG:**
L o k a l i s a t i o n : er liegt im VI.ICR, im Winkel zwischen 6. und 7. Rippe.

M 18, YOU-KENN: hat als Indikation Bronchitis, eventuell Asthma, seltener Obstipation und Seekrankheit. **M 18, YOU-KENN:**
L,o k a l i s a t i o n : er liegt im V. ICR, unterhalb der Brustwarze.

M 17, JOU-TCHONG: sehr selten verwendeter Punkt, hat vielleicht eine Bedeutung bei Entzündungen im Bereich der Brust. **M 17, JOU-TCHONG:**
L o k a l i s a t i o n : er liegt auf der Mitte der Brustwarze und wird mit ganz feinen Nadeln gestochen, wenn überhaupt. Ich persönlich rate von diesem Punkt eher ab.

M 15, OU-I: dieser Punkt hat eine Beziehung zum Lungengeschehen, als unterstützender Punkt bei Asthma, seltener bei Gastritis. **M 15, OU-I:**
L o k a l i s a t i o n : er liegt auf der schon genannten Verbindungslinie im II. ICR.

M 14, KROU-FANG: auch er hat als Indikationen wieder Husten, Störungen seitens des Magens, wie Sodbrennen, ect., aber er hat noch Beziehungen zur Haut, insbesondere zu entzündlichen, pustulösen Veränderungen der Haut. **M 14, KROU-FANG:**
L o k a l i s a t i o n : er liegt auf der oben genannten Linie im I. ICR.

M 13, TSRI-ROU: er ist ein wichtiger Punkt in der Behandlung des Asthmas. Auch für die Behandlung des Magens ist er ein wesentlicher und hat hier alle Indikationen wie M 12. **M 13, TSRI-ROU:**
L o k a l i s a t i o n : er liegt am unteren Rand der Klavikula, etwa in derselben Position wie M 12.

M 12, TSIUE-PRENN:

M 12, TSIUE-PRENN: wurde von uns schon weiter oben abgehandelt und hier nur mehr erwähnt.

M 11, TSRI-CHE:

M 11, TSRI-CHE: er ist ein Punkt, den wir als zusätzlichen Punkt bei Asthma gelegentlich einmal mitverwenden und der ansonsten noch eine Wirkung auf Angina, Tracheitis, Heiserkeit, sowie auf Schwellungen im Bereiche der Halsregion hat.
Lokalisation: er liegt am oberen Rand des Schlüsselbeines, zwischen dem sternalen und dem klavikulären Teil des M. sternokleidomastoideus.

M 10, CHOE-TROU:

M 10, CHOE-TROU: es ist dies der Punkt der Redner und Sänger. Auch er wurde schon vorher beim YANG-TSIAO-MO besprochen. Das wunderbare Gefäß zieht dann auf einem eigenen Verlauf, ohne spezielle Punkte zu seinem Endpunkt B 1.

B 1, TSING-MING:

B 1, TSING-MING: die Indikationen sind hier Konjunktivitis und Blepharitis, vor allem aber Sinusitis. Weiters ist er ein wichtiger Punkt zur Behandlung des Kopfschmerzes, insbesondere von Stirnkopfschmerzen.
Lokalisation: er liegt im Winkel, der von der Nasenwurzel und Orbita gebildet wird, ungefähr dort, wo sich bei Brillenträgern seitlich die Nasenstütze abzuzeichnen pflegt.

V. KAPITEL

Reunionspunkte

Es handelt sich dabei um breit wirksame Punkte, auf die ich gleich eingehen will. Wir verstehen unter Reunionspunkten Punkte, die imstande sind, einen oder mehrere Meridiane zusammenzuschließen. Sie können also auf mehrere Meridiane wirken, werden meistens tonisierend verwendet, weit seltener dispergierend. Sie sind nur sehr schwer über den Puls nachweisbar. Gehören welche von ihnen zu Punktegruppen, die auch eine Beziehung zu einem außergewöhnlichen Gefäß haben oder auf einem solchen zu liegen kommen, dann ist ihre Wirkung auch auf dieses gegeben. Und schließlich gibt es Reunionspunkte für ganz besondere Zwecke, die nicht direkt auf den betreffenden Meridianen selbst liegen müssen. Wir wollen am besten gleich mit den sogenannten „Allgemeinen Reunionspunkten" beginnen. Diese Punkte sind in der Lage, ganz deutliche Änderungen im gesamten Energiehaushalt herbeizuführen. Natürlich können sie nicht neue Energie kreieren, sondern sie müssen diese Energie aus fehlgeleiteten Partien heranführen.

ALLGEMEINE REUNIONSPUNKTE

Allgemeine Reunionspunkte

Der erste, der uns hier entgegentritt, ist der Punkt B 17 KO-JU, der der Reunionspunkt von YANG und YIN ist. Er ist am Rücken gelegen, wie allseits bekannt. Der 2. Punkt, der uns interessiert, ist der Punkt Di 4, RO-KOU, ebenfalls ein Reunionspunkt von YANG und YIN. Schließlich noch die Punkte LG 13 PAE-LAO, ein Reunionspunkt von YANG und YIN auch dieser und als vierten LG 19 PAE-ROE, ebenfalls ein allgemeiner Reunionspunkt von YANG und YIN.

Was hat man darunter zu verstehen: Reunionspunkte von YANG und YIN sind, wie zum Teil auch die Namen sagen, solche, die praktisch auf sämtliche vorhandene Meridiane einzugreifen in der Lage sind. Wenn Sie sich an das Beispiel des ersten Kurses erinnern, an dem der Punkt LG 13 als die SPINNE bezeichnet wurde, von welcher aus man auf zahlreiche Meridiane eine direkte Einwirkung erzielen kann, so werden Sie verstehen, daß bei den anderen, vorgenannten Punkten genau dasselbe in etwa der Fall ist. Wenn ich also einen dieser Punkte berühre, mit meiner Nadel ansteche, dann erziele ich eine allgemeine Wirkung und zwar sowohl auf die YANG- als auch auf die YIN-Energie und kann diese grob-schematisch, insbesondere bei leichteren Fällen allgemeiner Störungen, allein von diesen Punkten aus völlig ausgleichen. Dies ist wichtig, ist aber nur bei einfacheren Fällen möglich, jedoch ist auf die Breitenwirkung dieser Punkte immer wieder zu achten.

SPEZIELLE REUNIONSPUNKTE

Spezielle Reunionspunkte

Das Gebiet der speziellen Reunionspunkte ist wohl nicht so breit, aber in der Praxis durchaus interessant.
Wir wollen gleich mit dem ersten dieser Reunionspunkte beginnen.

Es ist dies der Punkt **Le 13**. Er ist der Reunionspunkt der sogenannten 5 YIN-Organe. Die 5 YIN-Organe sind Herz, Niere, Lunge, Leber und Milz-Pankreas. Kreislauf-Sexualität gilt als kein Organ, sondern ist, ähnlich wie der „DREIFACHE ERWÄRMER", ein funktioneller Meridian und wird in dieser Schau auch als solcher gesehen. Dieser Punkt, wenn er tonifiziert wird, bringt die Reserveenergie aus diesen 5 YIN-Organen heran und setzt sie in den Kreislauf der Energie über. Wenn wir uns erinnern, daß Le 13 ein wichtiger Stoffwechselpunkt ist, wenn wir uns weiter erinnern, daß Le 13 einer der Punkte des sogenannten TAE-MO's ist, und dort noch eine ganze Reihe von Meridianen in diesem Gefäß quasi kurz geschlossen werden, dann wird uns seine breite Wirkung klar werden und wir werden uns dieses Punktes öfters bedienen.

KG 12

Dies ist der Reunionspunkt der 5 YANG-Organe, als da sind, Dünndarm, Blase, Gallenblase, Dickdarm und Magen. Der Dreifache Erwärmer, wie vorhin erwähnt, ist davon ausgenommen. Auch hier gilt die Regel, wenn dieser Punkt tonifiziert wird, bringt er Reserveenergien aus den vorgenannten Meridianen heran. Sie entsinnen sich, daß dieser KG 12 auch bei der Einspeisung von Energie eine deutliche Rolle gespielt hat und damit erklärt sich auch seine breite Einwirkungsmöglichkeit.

KG 17

Es ist dies der Reunionspunkt der Atmungsenergie. Als solcher wird er vornehmlich tonifiziert und ist imstande, eine bessere Ausnützung der Atmungsenergie und des Sauerstoffes zu gewährleisten. Auch dieser Punkt ist uns schon vielfach bekannt und ist jetzt im Lichte der Betrachtung über die außergewöhnlichen Gefäße in seiner breiteren Wirkung durchaus verständlich geworden.

KG 15

Das ist der Reunionspunkt der vitalen Zentren. Er hat eine doppelte Aktion. Wird er tonifiziert, bringt er Energie aus allen YANG-Organen herbei. Wird er hingegen sediert, so reguliert er die Energie des gesamten Nervensystems. Dieser Punkt ist uns schon von früher her als wesentlicher Punkt bekannt und jetzt verstehen wir, warum wir diesem Punkt gerade in psychischer Hinsicht besondere Bedeutung beigemessen haben.

Zusammen mit dem Punkt LG 19, den wir als allgemeinen Reunionspunkt schon kurz vorher kennengelernt haben und diesen beiden zusammen den Titel „Bellergal der Akupunktur" gegeben haben und damit ausdrücken wollten, daß die beiden miteinander in der Lage sind, einen wesentlichen Einfluß auf den Organismus sowohl auf seine somatische, als auch auf seine psychische Seite auszuüben. Wir sehen das hier klarer, indem beide wesentliche Reunionspunkte sind, der eine ein allgemeiner, der andere ein spezieller und wir verstehen also jetzt, warum diesen Punkten schon im 1. Teil eine so integrierende Bedeutung beigemessen wurde.

Wir machen einen Sprung weiter und sehen uns den Punkt M 30 TSRI-TCHRONG an, er ist der Reunionspunkt für die Nahrungsaufnahme, für die Nahrungsverwertung, wir würden sagen, für die Assimilation. Wie Sie wissen, ist ein Teil der für die Lebensvorgänge verbrauchten Energie ersetzbar, durch die Energien, die aus der Nahrung kommen, wobei bei den Chinesen nicht nur nach Kalorien bzw. anabolischen und katabolischen Kalorien unterschieden wird, sondern darüberhinaus auch nach dem YANG-, bzw. YIN-Gehalt der entsprechenden Nahrungsmittel. Wenn man weiß, daß zum Beispiel Reis oder Buchweizen, die in China Hauptnahrungsmittel sind, einen unerhört starken Gehalt an YANG haben, dann erklärt sich auch das Sprichwort von der Handvoll Reis, mit der ein chinesischer Arbeiter den ganzen Tag schwerst arbeiten kann. Der Punkt M 30 wird nun bei solchen Personen gegeben, die trotz energetisch ausgewogener Nahrung scheinbar diese Nahrung nicht richtig zu verwerten in der Lage sind. M 30

Schließlich bleibt uns noch ein letzter spezieller Reunionspunkt, es ist dies M 36, der SANN-LI des Beines und der hat eine Indikation, die uns, wenn wir seine Symptomatik aus der energetischen Akupunktur her uns in Erinnerung rufen, nicht verwundert, er vermehrt die Energie in allen Meridianen. Man stellt sich das so vor: Dieser Punkt wird nicht selten etwas tiefer gestochen, nicht zuletzt auch aufgrund seiner Lage und Sie erinnern sich, daß wir bei diesem Punkt gesagt haben, er steigert die Gehleistung, er ist aber auch der sogenannte göttliche Gleichmut, also er wirkt auf die Psyche, er wirkt auf die Durchblutung der gesamten Extremität, er ist ein wichtiger M 36

Testpunkt bei der Behandlung aller Paresen, insbesondere der unteren Extremitäten, er hat einen Ausgleich auf Hyper- und Hypotonie, kann also in beiden Fällen verwendet werden und so weiter, usw.

Kurz ein Punkt mit einem ganz breiten Wirkungsspektrum, das uns jetzt erklärlich wird, wenn wir wissen, daß dieser Punkt in der Lage ist, die Energie in allen Meridianen zu vermehren. Die Chinesen selbst glauben, daß es ganz in der Tiefe des Körpers noch eine sogenannte verborgene oder tiefe Energie gibt, die nur im Notfall vom Organismus freiwillig hergegeben wird. Mit dem Punkt M 36 kann man wenigstens zum Teil diese tiefe Energie, nach Ansicht der Chinesen, in den üblichen Energiekreislauf einspeisen. Aufgrund dieses letzteren Punktes, mit dem wir die speziellen Reunionspunkte abgesprochen haben, glaube ich noch etwas allgemeines sagen zu müssen:
Die Reunionspunkte sind Punkte, die auch sonst in der Symptomatik und teilweise auch zur Regulierung der Energie eine nicht unbedeutende Rolle spielen. Wir müssen also, wann immer wir einen solchen Punkt geben, uns klar darüber werden, ob und wie weit dieser Punkt jetzt als Reunionspunkt wirkt. Da kommen wir wieder zu sprechen auf das sogenannte autoselektive System in der Akupunktur.

Gebe ich ganz wenige Punkte oder überhaupt nur einen dieser Punkte, so wird das vom Organismus immer als ein Ansprechen dieses Punktes als Reunionpunkt gedeutet werden und die Aktion des Organismus wird, sofern er dazu überhaupt in der Lage ist, eine entsprechende sein. Ist dem nicht so, oder wird dieser Punkt mit zahlreichen anderen kombiniert, dann weiß der Organismus, daß er sich seine symptomatischen oder energiesteuernden Eigenschaften heraussuchen soll, herausfiltern soll, er kann aber nicht umhin, gleichzeitig auch in breiterem Sinne sowohl auf andere Symptome als auch, wenn es ein Reunionspunkt ist, wie hier, im Sinne eines Reunionspunktes zu reagieren. Das heißt, beim Punkt M 36, Le 13 und bei allen anderen muß ich immer rechnen, daß ich auch eine breite Einwirkung auf die von ihnen als Reunionspunkte beherrschten Funktionen oder Parameter eine Wirkung sehen werde. Nun gibt es nach diesen allgemeinen und speziellen Reunionspunkten als drittes noch sogenannte gewöhnliche Reunionspunkte, die nicht direkt in die sonstigen Schemen hineinpassen.

GEWÖHNLICHE REUNIONSPUNKTE

M 32 So haben wir den Punkt **M 32,** und dieser Punkt ist der Reunionspunkt der Arterien und Venen. Sein chinesischer Name ist FOU-TROU. Es ist also ein

Punkt, der bei allen gefäßbedingten Leiden zusätzlich gegeben wird und er befindet sich auf der Mitte der Vorderseite des Oberschenkels, auf dem Rande des M. vastus inter – medius. Der nächste Punkt, der uns interessiert, ist der Punkt **Dü 18, TSIUANN-TSIAO**, er ist ein Reunionspunkt, der den Dünndarmmeridian direkt mit dem des 3 E zu verbinden in der Lage ist. Er liegt am unteren Jochbogenrand und zwar am vorderen Ansatz des Masseters, ein Punkt, der auch zum Öffnen bei Mundsperre äußerst geeignet ist. Er hat dort in der Symptomatik eine Wirkung sowohl auf den Zahnapparat, als auch auf das Ohr, als auch auf Schleimhäute und das erklärt sich aus dieser Eigenschaft als Reunionspunkt. Solche Reunionspunkte sind auch Ausgangspunkte von Sekundärgefäßen, die zu entsprechenden anderen Meridianen gesondert überführen und nur dann in Erscheinung treten, wenn dieser Punkt als Reunionspunkt angestochen wird. **Dü 18**

Der nächste Punkt, der uns interessiert, ist **B 39 KAO-ROANG**, ein Punkt, den wir schon kennen, er ist der sogenannte Hämatopoetische Punkt, er befindet sich am Rücken und ist uns geläufig, er ist in gewissem Sinne ein Antagonist zum Punkt M 36, das heißt, er kann die Energie etwas vermindern, aber nicht sonderlich, vielmehr scheint es so zu sein, daß von ihm aus Energien in diese tiefe Energie, die ganz im Inneren vorhanden ist, abgeleitet werden, im Falle überschüssige Energien im normalen Energiekreislauf zirkulieren. Bei diesem Punkt haben wir seinerzeit daraufhingewiesen, daß bei seinem Einstich eine Kollapsgefahr besteht und das wird erklärlich, wenn man sich vorstellt, daß da nicht unbeträchtliche Energiemengen unter Umständen aus dem üblichen Kreislauf herausgezogen werden, daß also eine echte Schwächung unter Umständen stattfinden kann. Daher **Vorsicht** bei der Verwendung dieses Punktes B 39! **B 39**

Der nächste Punkt, der uns interessiert ist **3 E 13, NAO-ROE**, er ist ein Verbindungspunkt vom 3 E zum YANG-OE. Also Reunionspunkt zwischen einem Meridian und einem außergewöhnlichen Gefäß. Er liegt am unteren Deltoideusrand, etwas dorsolateral am Oberarm und wurde von uns dort schon besprochen. **3 E 13**

Ein nächster Punkt, der uns interessiert **ist G 7, TSIOU-PING**, er ist ein Reunionspunkt zwischen den Blasenmeridian und dem Gallenblasenmeridian und er liegt temporal vor dem oberen Ansatz der Helix am Ohr. G 8 CHOAE-KOU ist ebenfalls ein solcher Verbindungspunkt zwischen Blase und Gallenblase. Wir finden ihn 3 QF oberhalb des höchsten Punktes der Ohrmuschel. Der Punkt G 15 stellt die Verbindung her zwischen Blase, 3 E und Gb, liegt etwa 3 QF lateral der Medianen und etwa 1 QF innerhalb der Haargrenze oder wo sie einmal war. Wir haben diesen Punkt ebenfalls schon besprochen. Das gleiche gilt für G 16, auch das ist ein Verbindungs- oder Reunionspunkt, zwischen Blasen- und Gallenblasenmeridian. Seine Lokalisation wurde eben- **G 7** **G 8** **G 15** **G 16** falls schon bei den außergewöhnlichen Gefäßen abgehandelt, er liegt 3 QF lateral der Medianen auf der Naht zwischen dem Os frontale und dem parietale.

G 17 Der nächste Punkt ist **G 17 OANN-KOU.** Er befindet sich ebenfalls 3
QF lateral der Medianen oberhalb der höchsten Stelle des Ohres. Der
nächste Punkt ist G 23 TCHRE-TSIENN. Auch er verbindet zwischen den
Meridianen B, 3 E und Gb. Er ist in 4. ICR in der Präaxillarlinie gelegen. Er ist
gleichzeitig der Alarmpunkt des Gallenblasenmeridians bzw. einer der beiden.
G 24 JE-JUE ist ein Reunionspunkt zwischen den Meridianen MP, Le und Gb,
G 30 er liegt im 5. ICR in der Präaxillarlinie, **G 30ROANN-TIAO** verbindet zwi-
schen dem Blasen- und Gallenblasenmeridian. Er liegt auf der vorspringend-
sten Stelle des Trochanter major. Interessant bei diesem Punkt, daß wir ihn
sowohl bei Ischias geben, das normal ausstrahlt, also hinten über den Ober-
schenkel, entsprechend dem Verlauf des Blasenmeridians, als auch insbeson-
dere bei den Fällen, bei denen der sogenannte oberflächliche Ischias vorliegt,
ein oberflächlicher Ast des Nervus ischiaticus, der im Verlauf weitestgehend
dem Meridian der Gallenblase entspricht. Sie sehen, hier deckt sich auch von
G 34 der Symptomatik her der Reunionspunkt. **G 34 YANG-LING-TSIUANN** ist
der Reunionspunkt der Muskulatur. Wir haben ihn auch bei der Besprechung
der Meridiane selbst als Meisterpunkt der Muskulatur bezeichnet, er liegt am
G 39 Capitulum fibulae bzw. knapp vor und unterhalb desselben. Der Punkt **G 39
SIUANN-TCHONG** ist der Reunionspunkt für das Knochenmark. Er liegt
3 QF oberhalb des Malleolus externus hinter der Sehne des Musculus extensor
longus. Darunter haben wir im wesentlichen die Tätigkeit des Markes zur
Blutbildung zu verstehen. Man kann also bei den entsprechenden Fällen sich
dieses Punktes bedienen, um eine vermehrte Blutbildung herzustellen, nicht
KS 9 zuletzt in Verbindung mit B 39 und B 17. Schließlich der Punkt **KS 9
TCHONG-TCHRONG.** Er ist der Reunionspunkt der Gefäße. Er ist gleichzei-
tig der Tonisierungspunkt dieses Meridians und er ist ein ganz wichtiger Punkt
zur Bekämpfung der Kollapse. Er befindet sich am Mittelfinger, an der Dau-
menseite, am Schnittpunkt des lateralen Nagelrandes und des untersten Nagel-
Lu 9 randes, wenn man diese beiden Linien errichtet. Dann haben wir noch **Lu 9
TRAE-JUANN,** er ist ebenfalls ein Reunionspunkt der Gefäße und befindet
sich auf der Arteria radialis neben dem Prozessus styloideus radii, er ist so-
wohl Tonisierungs- als auch Quellpunkt des Lungenmeridians.

Von diesen beiden Punkten aus haben wir eine ganz breite Einwirkung auf die Gefäße und zwar vom Punkt KS 9 insbesondere auf die Arterien und Arteriolen, von Lu 9 hauptsächlich auf den venösen Anteil der Gefäße. Diese Wirkung erklärt sich auch dadurch, daß dieser Punkt, insbesondere in Verbindung mit Lu 7, zur Bekämpfung aller Stauungen verwendet wird. Man wird also diese beiden Reunionspunkte üblicherweise gemeinsam verwenden, sofern man eine allgemeine nachhaltige Wirkung auf das Gefäßsystem erzielen will.

Der letzte Punkt aus dieser Reihe gewöhnlicher Reunionspunkte ist der Punkt **N 24 LING-SIU.** Er liegt im 3. ICR und zwar am Sternumrand, wie alle Punkte des Nierenmeridians. Er ist ein Punkt, den wir insbesondere bei allem Geschehen im Nervensystem geben, bei allen Neuropathien und ganz besonders auch bei allen Schlafstörungen. Dieser Punkt hat also eine breite reunierende Wirkung auf das Nervensystem und zwar im Sinne einer nachhaltigen Beruhigung desselben. **N 24**

SONSTIGE REUNIONSPUNKTE

Sonstige Reunionspunkte

Ferner gibt es außerdem eine Unzahl von Reunionspunkten, mit denen ich Sie nicht im einzelnen belästigen und sie lieber auf einer gesonderten Tabelle anführen möchte. Es ist dazu nicht allzuviel zu sagen, außer das, daß wir uns bemüht haben, hier in diesem Text diese Punkte nach verschiedenen Regeln zusammenzufassen. und zwar kann man hier unterscheiden nach der Mutter-Sohn-Regel, also immer die jeweils nacheinander kommenden Meridiane, die zueinander in Verbindung stehen, man kann sie verfolgen nach der Methode Ehemann und Ehefrau, das sind also diejenigen Meridiane, die an den gleichen Pulstaststellen, jedoch rechts und links verschieden, liegen, zum Beispiel Herz und Lunge, Dünndarm und Dickdarm und man kann schließlich nach der Regel Mittag- Mitternacht noch zusammenstellen, also Herz-Gallenblase, Dünndarm-Leber usw.

Bei dieser Zusammenstellung sieht man bei den einzelnen Kombinationen keine Reunionspunkte, die da in Frage kommen, bei anderen hingegen doch. Die meisten Kombinationen dieser Art enthalten jedoch Punkte, die sowieso uns schon bekannt sind.

Ich möchte also das Schema ohne weiteren Kommentar vorlegen und glaube, damit im wesentlichen das Kapitel der Reunionspunkte abgeschlossen zu haben (s. Seite 86-89).

Nach der Regel MUTTER-SOHN

H – Dü	KG 17 noch gleichz. in Verbindung mit		3E, Le, MP, KG
Dü–B	B 1	"	G,M, Yin-tsiao-Mo, sowie Yang-tsiao Mo.
"	KG 3	"	N,Le,MP,KG,3E,G, Di,M.
"	LG 13	"	3E,G,Di,M, LG, Yang-Reunion
"	LG 19	"	" " " " " "
B –N	KG 3	"	N,Le, MP, KG, 3E, G, Di, M.
N–KS	N 25	"	Le
KS –3E	KS 1	"	G, Le.
3E –G	M 12	"	Lu, Di, M.
3 E – G	Dü 3	"	Lu,KG,LG,Di,M.
"	Dü 12	"	Dü,Di
"	Dü 19	"	Dü
"	3E 15	"	Yang-Oe
"	3E 22	"	Dü
"	G 1	"	Dü
"	G 3	"	Dü
"	G 4	"	Di,M
"	G 5	"	Di,M
"	G 6	"	Di,M
"	G 10	"	Di,M, Yang-Oe
"	G 18	"	B
"	G 20	"	Yang-Oe
"	G 21	"	Yang-Oe, M
"	Lg 13	"	Lg, Dü, B,Di,M,Lg13
"	Lg 22	"	Lg
"	KG 3	"	N, Le,Mp,KG,Dü,B,Di,M
"	KS 1	"	KS,Le
G – LE	B 33	"	B
"	Lg 1	"	Lg
"	Kg3	"	N,MP,KG,Dü,B,3E,Di,M
"	KS1	"	KS,3E
Le – Lu	nichts vorhanden		
Lu – Di	M 12	"	3E,G,M
"	Dü 3	"	KG,Lg,3E,G,M,
Di – M	M 6	"	Yang-Tsiao-Mo
"	M 6	"	Yang-Tsiao-Mo
"	M 12	"	Lu, 3 E,G
"	Dü 3	"	Lu, KG,Lg,3E,G
"	G 3	"	3E, G
"	G 4	"	3E, G
"	G 5	"	3E, G
"	G 69	"	3E, G
"	G 10	"	3E,G,Yang-Oe
"	Lg 13	"	Lg,Dü,B,3E,G

Di – M	LG 19 noch gleichz. in Verbindung mit	Lg,Dü,B,3E,G
"	LG 25 "	Lg
"	KG 3 "	N,Le,Mp,KG,Dü,B,3E,G
"	KG 24 "	KG,Lg
M – MP	KG 10	Lu,KG
MP – H	KG 17	Le,KG,Dü, 3E

Nach Regel **EHEMANN-EHEFRAU**

H – Lu	nichts vorhanden	
Dü – Di	Dü 12 noch gleichz.komb. mit	3E,G
"	LG 13 "	LG,B,3E,G,M
"	LG 19 "	LG,B,3E,G,M
"	KG 3 "	N,Le,MP,KG,B,3E,G,M
Le – MP	KG 3	N,KG,Dü,B,3E,G,M
"	KG 4 "	N,KG
"	KG 17 "	H,KG,Dü,3E
"	MP 6 "	N
"	MP 13 "	N
"	Le 14 "	Yin-Oe
G – M	M 12	Lu,3E,Di
"	Dü 3 "	Lu,KG,Lg,3E,Di
"	B 1 "	Dü,B,Inn-Tsiao-Mo, Yang-Tsiao-Mo
"	G 3 "	3E,Di,
"	G 4 "	3E,Di,
"	G 5 "	3E,Di,
"	G 6 "	3E,Di,
"	G 10 "	3E,Di,Yang-Oe
"	G 21 "	3E,Yang-Oe
"	LG 13 "	Lg,Dü,B,3E,Di
"	LG 19 "	Lg,Dü,B,3E,Di
"	KG 3 "	N,Le,Mp,KG,Dü,B,3E,Di
N – KS	"	Le
B – 3 E	G 18	G
"	LG 13 "	Lg,Dü,Di,G,M
"	LG 19 "	Lg,Dü,Di,G,M
"	KG 3 "	N, Le,Mp,KG,Dü,G,Di,M

Nach Regel MITTAG-MITTERNACHT

H – G	Punkte	nichts vorhanden
Dü – Le	Kg 3	N, MP,KG,B,3E,G,Di,M
"	Kg 17 noch gleichzeitig komb. mit	H,MP,KG 3E
B – Lu	B 11	MP,G
"	KG 12 "	KG,M,Reuniond. 6 Yang Organe
N – Di	KG 3	Le,MP,KG,Dü,B,3E,G,M

KS – M	nichts vorhanden		
3 E – MP	KG 3		N,LE,KG,Dü,B,G,Di,M
“	KG 17	noch gleichzeitig komb. mit	H,Lu,KG

VERBINDUNGEN VOM KONZEPTIONSGEFÄSS ZU MERIDIANEN

KG – LG	Dü 3	noch gleichzeitig komb. mit	Lu,3E,G,Di,M
“	LG 27	“	M
“	KG 24	“	Di,M
KG – H	KG 7	“	Tchrong-Mo
“	KG 17	“	Le,MP,Dü,3E
KG – DÜ	KG 3	“	N,Le,MP,B,3E,G,Di,M
“	KG 13	“	M
“	KG 17	“	H,Le,MP,3E
KG – B	KG 3	“	N,Le,MP,Dü,3E,G,Di,M
“	KG 12	“	Lu,M,Reunion 6 YANG-Organe
KG – N	KG 3	“	Le,MP,Dü,B,3E,G,Di,M
“	KG 4	“	Le,MP
KG – KS	nichts vorhanden		
KG – 3 E	Dü 3	“	Lu,Lg,G,Di,M
“	KG 3	“	N,Le,MP,Dü,B,G,Di,M
“	KG 17	“	H,Le,MP,Dü
KG – G	DÜ 3	“	Lu,LG,3E,Di,M
“	KG 3	“	N,Le,MP,Dü,B,3E,Di,M
KG – LE	KG 3	“	N,MP,Dü,B,3E,G,Di,M
“	KG 2	“	N,MP
KG – LU	KG 10	“	M,MP
“	KG 12	“	B,M
“	Lu 7	“	Yenn-Mo
KG – Di	KG 24	“	M,Lg
“	KG 3	“	N,Le,MP,Dü,B,3E,G,M
KG – M	M 4	“	Yang-Tsiao-Mo
“	Dü 3	“	Lu,LG,3E,G,Di
“	LG 27	“	LG
“	KG 3	“	N,Le,MP,Dü,B,3E,G,Di
“	KG 10	“	Lu,MP
“	KG 12	“	LU,B
“	KG 13	“	Dü
“	KG 24	“	Lg,Di
KG – MP	KG 3	“	N,Le,Dü,B,3E,G,Di,M
“	KG 4	“	N,Le,
“	KG 10	“	Lu,M
“	KG 17	“	H,Le,Dü,3E

Verbindungen von Lenkergefäß zu Meridianen

LG – H	nichts vorhanden		
LG – DÜ	LG 13	noch gleichzeitig kombiniert mit	B, 3E,G,Di,M
"	LG 19	"	B, 3E,G,Di,M
LG – B	LG 13	"	Dü, 3E,G,Di,M,
"	LG 15	"	Yang-Oe
"	LG 19	"	Dü,3E,G,Di,M
LG – N	nichts vorhanden		
LG – KS	nichts vorhanden		
LG – 3 E	DÜ 3	noch gleichzeitig komb. mit	Lu,KG,G,Di,M
"	LG 13	"	Dü,B,G,Di,M
"	LG 19	"	Dü,B,G,Di,M
"	LG 22	"	G
LG – G	Dü 3	"	Lu,KG,3E,Di,M
"	LG 1	"	Le
"	LG 13	"	Dü,B,3E,Di,M
"	LG 19	"	Dü,B,3E,Di,M
"	LG 22	"	3E
LG – LE	LG 1	"	G
LG – LU	Dü 3	"	KG,3E,G,Di,M
LG – Di	Dü 3	"	Lu,KG,3E,G,M
"	LG 13	"	Dü,B,3E,G,M
"	LG 19	"	Dü,B,3E,G,M
"	LG 25	"	M
"	KG 24	"	M,KG
LG – M	M 1	"	B
"	Dü 3	"	Lu,KG,3E,G,Di
"	Lg 13	"	Dü,B,3E,G,Di
"	Lg 19	"	Dü,B,3E,G,Di
"	Lg 25	"	Di
"	Lg 27	"	KG
"	KG 24	"	Di,KG
LG – MP	nichts vorhanden.		

Abschließend noch ein paar wesentliche Sätze:

Die Reunionspunkte werden nur dann verwendet, wenn alle in Beziehung stehenden Meridiane schwach sind oder aber wenn sie gleichsinnig gestört sind, hier tritt ein krasser Gegensatz zum sogenannten Durchgangs- oder Lo-Punkt auf. Dort können sie ja nur ausgleichen, wenn die beiden gekoppelten Meridiane gegensinnig gestört sind, das heißt der eine im Sinne von zuviel YANG und der andere im Sinne von zuviel YIN oder umgekehrt. Hier aber ist eine Möglichkeit aufgezeigt, daß die gleichsinnige Störung ebenfalls behoben werden kann, vermittels der Reunionspunkte, soweit solche zwischen den einzelnen Meridianen vorhanden sind, laut beigefügter Tabelle. Man kann also durch diese Möglichkeit eine große Ersparnis an Nadeln erzielen und das ist der tiefere Sinn dieser Reunionspunkte, deswegen werden sie auch in ihren einzelnen Abschnitten hier für die Fortgeschrittenen abgehandelt, denn es gilt nach wie vor in der Akupunktur das Gesetz, mit möglichst wenig Nadeln durchzukommen. Ganz in diesem Sinne verhält sich noch eine Sonderform, die wir unter dem Titel: PETITE PIQÛRE und GRAND PIQÛRE kennen. Ich möchte auf diese Begriffe gleich eingehen.

VI. KAPITEL

Petite Piqûre und grand Piqûre

Die PETITE PIQÛRE stellt eine Sondermethode dar, die man eigentlich nicht häufig braucht. Sie gewinnt jedoch an Bedeutung, wenn wir sie mit der sogenannten symmetrischen Punktur vergleichen, wie wir sie zum Beispiel in der Behandlung des Phantomschmerzes verwenden. Grundsätzlich wird die PETITE PIQÛRE hauptsächlich da verwendet, wo zum Beispiel eine Extremität fehlt, die Träger wesentlicher Punkte für die Regulation ist oder aber, wo die Störung oder der Schmerz eindeutig unilateral sind und durch eine bilaterale übliche Behandlung sowohl mit normaler Akupunktur als auch über außergewöhnliche Gefäße nicht beeinflußt werden kann. Es ist also, sowohl mit der PETIT PIQÛRE als auch mit der GRAND PIQÛRE, der letzte Versuch, mittels Akupunktur noch einem solchen Menschen dienlich sein zu können.

Was haben wir nun unter dem Gesagten zu verstehen? Es sind dazu 2 wesentliche Dinge zu sagen:

Wir haben bei der Pulstastung besprochen, daß wir die Finger so aufsetzen, daß der Druck der ankommenden Pulswelle auf die Fingerbeere gespürt wird. Die Finger, wenn wir sie in der Längsansicht sehen, liegen auf dem Arterialrohr rechtwinkelig dazu auf. Bei jenen Fällen, bei denen die PETITE PIQÛRE zur Anwendung kommt, müssen wir aber die sogenannten Flankenpulse beachten.

Flankenpuls

Unter **Flankenpuls** versteht man folgendes: das Arterialrohr der Arteria radialis, also an den üblichen Taststellen, wird diesmal nicht nur in seinen zentralen Abschnitten betrachtet, an denen üblicherweise die ankommende Pulswelle mit der Fingerbeere ertastet wird, sondern wir rollen den Finger links und rechts, bzw. medial und lateral des Arterialrohres über dasselbe und schauen, auf welcher dieser Seiten, also medial oder lateral an der entsprechenden Pulstaststelle, auf der der Finger schon vorher gelegen war, wir einen stärkeren Druck der Pulswelle zu spüren glauben. Je nachdem kann man also in diesen Fällen eine Aussage machen, ob es sich zum Beispiel bei einer Störung des Nierenmeridians um die rechte oder um die linke Niere handelt. Im gegenständlichen Fall ist es dann so, daß der laterale Puls an der Nierenpulstaststelle, also an der linken Hand in der 3. Position in der Tiefe der linken Niere entspräche, der mediale Puls entspräche der rechten Niere.

Ich kann daraus eine Aussage machen, die berechtigt, mich nur auf eine Seite direkt zu konzentrieren oder, wie gesagt, wenn die entsprechende Extremität für die Behandlung des Nierenmeridians, also das Bein, fehlt, dann kann man die PETITE PIQÛRE oder eventuell später auch die GRAND PIQÛRE danach einsetzen. Der Puls ist das 1. Kriterium für die Diagnostik, das 2. sind Symptome. Und zwar ein Schmerz, der sich wohl im Bereiche eines Meridians oder Punktes konzentriert, aber von dort, wie ein Hämatom, seitlich in die ganze Umgebung hin ausbricht, also er verläßt sein Punctum maximum, er hat kein eigentliches Punctum maximum mehr, sondern eine maximale Fläche. Der umschriebene flächenhafte Schmerz, der nicht auf ein Punctum maximum abzugrenzen ist, ist eine Indikation für die Verwendung der PETIT PIQÛRE wie gesagt nur dann, wenn die üblichen Formen der Akupunktur bei diesem Fall versagt haben.

Technische Ausführung

Wir unterscheiden hier für die PETIT PIQÛRE praktisch 3 Stufen: Man macht zuerst folgendes: Man versucht festzustellen, wenn so eine Schmerzverbreiterung vorliegt, welche nächstgelegensten Meridianpunkte davon berührt werden, also die darüber und darunter liegenden Meridianpunkte des Meridians werden aufgesucht, von dem diese Störung ausgeht, bzw. auf dem sie sich am meisten etabliert. Man sticht dann den darunter oder darüber befindlichen Meridianpunkt an. Geschieht daraufhin nichts, kommt Punkt 2 zur Anwendung:

Man nimmt den am fernsten von diesem Areal gelegenen Punkt des betreffenden Meridians, der dort durchzieht und sticht den an. Das werden üblicherweise die Anfangs- oder Endpunkte der entsprechenden Meridiane sein. Wenn auch das nichts bringt, dann kann man noch versuchen, einen Stich in das vom Behandler als maximal angesehene Areal möglichst zentral zu plazieren. Wir haben also einen stufenweisen Vorgang, jedoch gilt hier etwas, was sonst nicht in der Akupunktur üblich ist. Wenn man sonst Veränderungen in der Applikation nur von Sitzung zu Sitzung macht, das heißt mit einem Abstand von etwa 5–7 Tagen üblicherweise, so werden hier diese 3 Folgen nach einer Wartezeit von etwa 2–3 Minuten gleich hintereinander appliziert, denn die PETITE PIQÛRE sowie die GRAND PIQÛRE sind dadurch ausgezeichnet, daß sie sehr schlagartige Resultate liefern, sofern sie indiziert sind oder waren. Das ist dasselbe etwa bei den symmetrischen Punkturen, die ja sehr ähnlich der PETITE PIQÛRE sind, die insbesondere beim sogenannten Phantomschmerz zur Anwendung kommen. Auch hier nimmt man im allgemeinen nur wenige Punkte, auf jeden Fall nimmt man den nächst gelegenen chinesischen Punkt und den Hauptschmerzpunkt stets auf der gesunden bzw. vorhandenen Seite. Das heißt nunmehr folgendes: Wenn zum Beispiel ein Schmerz sich auf einem Bein abspielt, das vor Jahren amputiert wurde, in einem Bereiche der also nur phantommäßig vorhanden ist, dann wird auf der noch vorhandenen Extremität diese Hauptschmerzstelle möglichst genau lokalisiert und bekommt üblicherweise eine Silbernadel. Sodann schaut man, ob diese Schmerzstelle einem in der Nähe vorbeiziehenden Meridian oder sogar einem Meridian selbst entspricht und welches der nächstgelegene chinesische Meridianpunkt ist. Das heißt, ist die Hauptschmerzstelle nicht auf einem Meridian direkt gelegen, dann trachtet man festzustellen, welcher Meridian am nächsten an dieser Hauptschmerzstelle verläuft und sucht sich dort auf diesem Meridian wiederum jene Stelle, jenen chinesischen Punkt, der dieser Schmerzstelle am nächsten gelegen ist und zwar nach oben und nach unten hin, sofern das möglich ist, also wenn es sich nicht um Endpunkte handelt. Darüber hinaus wird auf dem Hauptschmerzpunkt, egal ob auf einem Meridian gelegen oder nicht, auch eine Silbernadel eingeführt. Das ist das wesentliche über PETITE PIQÛRE und die symmetrische Punktur.

Grand Piqûre

Wir kommen nun zur GRAND PIQÛRE. Das ist die letzte Möglichkeit, die dann gemacht wird, wenn die PETIT PIQÛRE versagt hat. Wir haben als Indikationsstellung oder Diagnose dafür wieder 2 verschiedene Parameter: 1. den Puls, auch hier ist der sogenannte Flankenpuls bedeutsam, es ist also gleich wie bei der PETIT PIQÛRE. Die Symptomatik ist aber hier grundsätzlich anders. Bei der GRAND PIQÛRE handelt es sich um Schmerzen, die eindeutig ausschließlich entlang eines Meridians im ganzen oder in einem repräsentativen Abschnitt verlaufen. Daher wird diese GRAND PIQÛRE vornehmlich angewandt werden bei der Behandlung aller Formen von Ischias, die den üblichen Behandlungsformen trotzen, sie wird angewendet werden bei der Angina pectoris, ebenfalls bei ansonst akupunkturistisch therapieresistenten Fällen. Das Grundsätzliche bei der GRAND PIQÛRE ist, daß man hier nicht irgendwelche Punkte verwendet, die erst aufgesucht werden müssen, sondern daß hier der Lo- oder Durchgangspunkt das wesentliche Kriterium ist. Nehmen wir einmal an, wir hätten zum Beispiel ein Zervikalsyndrom, das mit dem Meridian des 3 E in einer repräsentativen Strecke ziemlich identisch ist bezüglich des Ablaufs der Schmerzen. Nun nimmt man in diesem Falle zur GRAND PIQÛRE eine Goldnadel und sticht sie auf dem Lo-Punkt der gesunden Seite ein. Das ist im gegenständlichen Fall der Punkt 3 E 5. Das ist die einfache Form der GRAND PIQÛRE, die kompliziertere Form funktioniert, indem sie kombiniert wird mit der Regel Mittag-Mitternacht, das darf man also nur ganz, ganz selten und bei ganz schweren Fällen tun. Auch hier wird die Goldnadel verwendet, trotzdem es sich um Schmerzen handelt, auch hier müssen die Schmerzen entlang eines Meridians ausstrahlen. Wenn wir also dasselbe Beispiel annehmen, so wird man hier nach der Regel Mittag-Mitternacht, den dem 3 E oppositionellen Meridian stechen, es ist dies der Meridian Milz-Pankreas und wird auch dort den Lo-Punkt stechen, es ist der Punkt MP 4, dies ebenfalls auf der gesunden Seite und nur auf dieser.

PETITE PIQÛRE, symmetrische Punktur und GRAND PIQÛRE haben also etwas nicht gemeinsam mit der übrigen Akupunktur, denn sie werden **grundsätzlich nur einseitig verwendet und zwar nur auf der gesunden Seite.** Das ist der Hauptunterschied dieser Methoden und daher werden sie auch gesondert behandelt, obwohl sie ziffernmäßig nicht allzusehr zu Buch schlagen und, wie gesagt, nur relativ selten vorkommen, bzw. verwendet werden können. Erstaunlich ist aber, wenn sie richtig indiziert und richtig durchgeführt werden, der schlagartige Effekt, der daraufhin einsetzt, und der dann die üblichen Behandlungserfolge der Akupunktur weit in den Schatten stellt. Die PETITE PIQÛRE und die GRAND PIQÛRE sollte daher jeder Akupunkteur in geeigneten Fällen einmal machen, um zu sehen, was für schlagartige Veränderungen man dadurch erzielen kann. Eine Erklärung, warum diese Dinge funktionieren, kann man bis heute noch nicht geben, möglicherweise handelt es sich um Kreuzungsvorgänge im Rückenmark die da eine Rolle spielen, aber, wie gesagt, da liegt die Erklärung völlig im Dunkeln und ich möchte mich hier nicht auf Spekulationen einlassen.

VII. KAPITEL

Erweiterte Indikationen für die Akupunkturbehandlung

Wir sind im ersten Buch davon ausgegangen, daß man grundsätzlich bei unklaren Zustandsbildern zuerst allgemeine Punkte verwenden möge, um dadurch Zugang zum Patienten zu gewinnen. Also nicht gleich, außer der Fall liegt ganz klar, ganz spezifisch einsteigen, sondern zuerst einmal allgemein den Patienten in den Griff bekommen und dann erst auf die einzelnen lokalen oder spezifischen Gegebenheiten eingehen. Diese grundlegenden Tatsachen gelten ebenfalls für den Fortgeschrittenen in der Akupunktur, obwohl er öfters Ausnahmen davon machen wird als der Anfänger.

Ich möchte Ihnen jetzt einige besondere Krankheitsbilder nahe bringen. Vorher wäre noch allgemein zu sagen, daß wir hier im Westen (so wie in China auch) alle nötigen Hilfsbefunde nach Möglichkeit erheben sollten. Ebenso sollten Facharztbefunde, zumindest beim geringsten Zweifel, eingeholt werden.

Neben der rein forensischen Seite bringt dies den ungeheuren Vorteil, gut überprüfte Fälle auch zur Dokumentation vorliegen zu haben. Einer Akupunktur, als Monomanie betrieben, soll nicht das Wort geredet werden. So wie sie selbst immer die Einheit und Verbindung sucht, sollten auch wir diese Verbindung zur hier üblichen Medizin nicht übersehen. Wir müssen also, wenn möglich und nötig, zu einem Miteinander, niemals zu einem Gegeneinander kommen.

Wenn wir wieder eine Ordnung einhalten wollen, wären anfangs PSYCHISCHE ALTERATIONEN näher zu besprechen. Wir beginnen mit der Angst.

PSYCHISCHE ALTERATIONEN

Gegen die Angst bedürfen wir zuerst einer grundsätzlichen Behandlung und hier, wie ja allgemein bekannt ist, über die psychischen Punkte her. In der 2. Sitzung wird sich herausstellen, ob diese Angst nicht organisch bedingt ist. Je nachdem wird man sich darauf einstellen, bzw. vom Puls her Informationen bekommen, wie man dieser Angst begegnen könnte. Ist dies **Angst** alles nicht der Fall, ist der Puls zum Beispiel halbwegs oder ganz ausgeglichen, hat die Allgemeinbehandlung mit psychisch tonisierenden oder sedierenden Punkten nicht den gewünschten Erfolg gebracht, dann müssen wir nach Modalitäten fragen, und da gibt es verschiedene, zum Beispiel Angst, die des Nachts auftritt, wird vornehmlich vom Punkt KS 9 aus behandelt. Hier wird er, obgleich der Tonisierungspunkt dieses Meridians, meist in Silber gegeben. Außer der Patient wacht schreckhaft plötzlich auf, also er fährt im Bett hoch, dann ist dieser Punkt in Gold zu geben. Warum? Hier, durch die plötzliche Lageveränderung aus dem Schlaf heraus, ist ja die Kreislaufbelastung besonders groß, wir müssen trachten, den Meridian des Kreislaufes zu tonisieren.

Ein weiterer Punkt, der bei Angst in Frage kommt, ist G 34. Er hat eine Tonussteigerung ganz allgemein in sich, wie wir ja auch schon bei den Reunionspunkten gehört haben und bei den Punkten der wunderbaren Gefäße. Diese Tonisierungssteigerung machen wir uns ganz allgemein zunutze, indem wir ihn dadurch in die Lage setzen, besser mit seiner Angst fertig zu werden. Besteht zu dieser Angst noch eine gewisse Unruhe, dann ist eine Punktekombination wichtig, die ich gleich anführen möchte und zwar: B 54 und 65, 3 E 10 und LG 6 sowie 11. Dies gilt bei Angst als Folge von Unruhe. Bei Angst, die gepaart ist mit einer Reizbarkeit, sind die respektiven Punkte B 13, B 15, B 62 und Le 2.

Angst im Klimakterium

Die Angst im Klimakterium wird, wie alles, was das Klimakterium betrifft, über den Punkt B 31 abgehandelt. Bestehen Alpträume, empfiehlt sich dafür der Punkt M 44. Sie wissen, daß dieser Punkt M 44 in der Analgesie eine bedeutende Rolle für den Bauchraum spielt und wir sehen also in der Akupunktur diese Alpträume als Folgezustände von übergroßen Nahrungsaufnahmen oder Erregungszuständen des Darmes durch Meteorismus usw. an und versuchen sie ursächlich, sowie das die Akupunktur nebenbei bemerkt immer tut, zu beeinflussen. Bestehen bei dieser Angst depressive Zustände (**Achtung**! keine echte endogene Depression, sondern depressive Verstimmung, wie sie im Gefolge, gerade von psychischen Erkrankungen nicht selten vorkommt), sind andere Punkte auszuwählen. Hier haben Sie zur Auswahl, selbstverständlich muß man wie immer nicht alle davon auf einmal nehmen, sondern hat sie eben zur Auswahl, als Leitpunkt den KS 6, üblicherweise in Gold gegeben, ferner die Punkte H 3, auch in Gold gegeben und H 9 sowie die Punkte LG 19, B 13, G 38 und 40, Lu 5 und 3 E 10.

Besteht diese Angst kombiniert mit Erschöpfungszuständen physischer Art, die man besser als Resignation, als sich Ergeben in den Krankheitszustand umschreiben könnte, werden zum Teil andere Punkte verwendet. Hier ist es in erster Linie der Punkt M 36, der im Vordergrund steht und Le 9. Beide werden üblicherweise in Gold gegeben. G 38 findet auch hier wieder Anwendung. Des weiteren hält man sich an die Punkte des KG oder JENN-MO und zwar insbesondere an KG 4, KG 6 und KG 15. Besteht eine völlige psychische und somatische Erschöpfung, handelt es sich um Leute, die ganz darnieder sind, dann ist der wichtigste Punkt LG 13. Sie entsinnen sich an ihn, er ist ein ganz wesentlicher Reunionspunkt, ferner kommen noch die Punkte KG 4 und N 3 und 7 in Frage. Besteht eine leichte Ermüdbarkeit und zwar somatischer Art, empfehlen sich die Punkte G 34, M 36 und MP 6 und 4 in Gold, sowie B 23. Tritt diese Ermüdbarkeit hauptsächlich oder nur nach den Mahlzeiten auf, gibt man den Punkt Le 13 mit Gewinn dazu. Ist diese Ermüdbarkeit lediglich auf psychischem Gebiete da und ist sie nicht durch Verkalkungserscheinungen erklärlich, dann treten die Punkte des LG insbesondere auf den Plan. Es sind dies LG 4, 11, 11a, 13, 16 und 19, ferner noch B 39, 3 E 3 und 4, sowie KG 6. Besteht bei dieser Angst eine Schläfrigkeit am Tage, weichen wir in üblicher Form auf den Meridian MP aus, dort sind es die Punkte MP 4 und5, die gegeben werden und N 6 wird hinzugefügt.

Ferner kommt in Frage eine solche Angst, die aufgrund einer Hyperthyreose auftritt. Hier ist es insbesondere die Kombination von LG 19, 16, M 36, B 13, H 7, Di 4 sowie der Stoffwechselpunkte. Hierzu kommt aber dann noch etwas, und das sind 2 lokale Punkte, die eine starke Wirkung auf die Thyreoidea haben. Sie befinden sich praktisch am Unterrand der Thyreoidea links und rechts und zwar ziemlich genau an den Schnittlinien von 2 Geraden, die jeweils durch den lateralsten Anteil links und rechts der Drüse gelegt werden und mit einer zweiten Linie, die an den unteren Rand der Drüse horizontal gelegt wird. Also etwa ein ähnliches Bild, wie bei der Aufsuchung der Punkte in der Nähe des Fingernagelwinkels. Beklagen bei diesen Zuständen die Patienten noch ein sogenanntes Globusgefühl, dann treten die Punkte KG 20 und KG 21 dazu. Sind gleichzeitig dabei Schwellungen im Bereich der Halsdrüsen vorhanden, die keinen sonstigen Hintergrund haben, so kann man lokal auf das Zentrum dieser Drüsen, nicht allzu tief, also nicht in die Drüsen eindringend, Silbernadeln setzen und den Punkt LG 10 hinzufügen. Sind bei diesen Zuständen der Angst Übererregbarkeit, Unruhe und Aufregung zugrundelegende Momente, so werden wir nicht selten noch andere Punkte hinzufügen müssen. So unter anderem 3 E 10, LG 16, N 2, seltener M 41, 42 sowie Dü 3. Besteht eine ausgesprochene

Reizbarkeit, so kann diese von den Punkten B 62, Le 2 beeinflußt werden. Haben die Patienten bei dieser Angst ein stärkeres Zittern, also einen Tremor, dann sind die Punkte dafür Le 2 und B 28. Treten derartige Angstzustände auf nach Störungen, die mit Aufregungen oder großem Kummer und Sorgen einhergehen, empfehlen sich insbesondere die Punkte B 13, 3 E 10 und LG 19.

Eine Unterscheidung bei der Angst ist noch interessant. Klagen die Patienten darüber, daß der Körper heiß für ihn wäre, oder ein gewisses Schweregefühl aufweist, dann empfiehlt sich der Punkt MP 3. Klagen sie im Gegenteil, daß der Körper kalt wäre, aber trotzdem schwer, dann ist das eine Indikation für MP 5.

Aufgrund dieser Angaben sieht man, daß der Organismus leicht steuerbar ist, aufgrund seiner autoregulativen Fähigkeiten und er weiß durch das Zusammenstellen bestimmter Punkte, was wir von ihm wollen und handelt üblicherweise danach, sofern er dazu in der Lage ist. Wir schließen scheinbar mit der Nadel die oberflächlichen und tiefen Energien kurz und können also dadurch einen gewissen kräftigenden Einfluß erzielen.

Als nächstes möchte ich ein ebenfalls relativ breites Gebiet besprechen, nämlich die

Schlaflosigkeit

Ihr Grundgerüst ist N 6 und B 62, N 6 üblicherweise in Gold, B 62 üblicherweise in Silber. Nun gibt es aber auch hier noch Möglichkeiten, die in Frage kommen, denn das ist ja nur das Grundgerüst. So gelten die meisten, für die Angst gesagten Parameter, insbesondere solche, die die depressive Stimmungslage betreffen, die die Erschöpfung betreffen, die die Ermüdung betreffen, die die Reizbarkeit betreffen, die die Unruhe betreffen und die Alpträume auch bei der Schlaflosigkeit sinngemäß. Ferner gibt es eine Indikation, die man auch hört und die scheinbar paradox klingt, daß der Patient sagt, er ist zu müde, um einschlafen zu können, das ist eine Indikation für den Punkt MP 2. Manchesmal fürchten sich auch Menschen und verleihen dem Ausdruck dahingehend, sie hätten Angst einzuschlafen, weil sie befürchten, dadurch kreislaufmäßig, also puncto des Turgors des Kreislaufs, ganz abzusacken. In diesen Fällen gibt man KS 6 und 9 in Gold, eventuell auch noch H 9 dazu und nicht selten KG 6. Hat der Kranke immer den Wunsch allein zu sein, dann empfiehlt sich als Hauptpunkt dafür N 4 in Gold. Hat er den Wunsch nur allein schlafen zu können, das heißt eventuell nach einem getrennten Schlafzimmer, empfiehlt sich dafür der Punkt B 23, in beiden Fällen in Gold. Wird als Folge dieser Schlaflosigkeit eine arge Konzentrationsschwäche beklagt, sind dafür die Punkte, und zwar nur diese, LG 19, B 39, KS 9, KS 6, Lu 7 in Frage kommend. In China wird zur Behandlung der Schlaflosigkeit, auch vor der Operation, ein neuer Punkt verwendet, zwischen B 10 und G 20, mehr zu B 10 zu, in Höhe der Mastoidspitze gelegen.

Schwindel

Darunter wird nicht nur der streng otologisch bezeichnete Schwindel verstanden, der mit Tonusdifferenz der beiden Vestibularorgane einhergeht und als solcher im Vestibularbefund eindeutig objektivierbar wird. Sie kennen die grundlegenden Punkte, die für den Schwindel in Frage kommen, ich möchte sie hier zum Teil wiederholen. Wir haben Le 3, Le 14, wir haben Dü 5, wir haben 3 E 3 und 23, wir haben B 60, 64 und 65, aber ebenso auch 2, 4 und 10, wir haben H 1, das in Frage kommt, wir haben aber ganz besonders auch G 3, KG 6 und seltener G 13. Tritt dieser Schwindel nur nach den Mahlzeiten auf, also beim Erheben vom Tisch, dann wird man den Punkt B 21 in Gold hier unbedingt einbauen.

Tritt der Schwindel auf mit starken Schweißausbrüchen, dann sind die Punkte N 2 und 7 sowie 3 E 5 geeeignet, hier Wandel zu schaffen. Arteriosklerotische Schwindel sprechen natürlich nicht an auf diese Punkte. In diesem Zusammenhang ist es vielleicht interessant, noch darauf hinzuweisen, daß manchesmal auch andere Dinge hier mithineinspielen können. So kann zum Beispiel bei solchen Störungen wie Schwindel eine ganze Reihe anderer Dinge mit eine Rolle spielen. Wir sehen in erster Linie Schwindel, der auftritt nach irgendwelchen Traumen und da denken wir an einen Punkt, der für alle Traumafolgen maßgeblich ist, es ist dies der LG 3. Ein Schwindel kann auch auftreten als Ausdruck von Störungen innerer Organe, also im Gefolge von irgendwelchen schweren Erkrankungen oder Störungen. Hier sind Punkte, die einen summativen Effekt haben, der M 36 und der KS 6, an die man denken muß. Schließlich und endlich kann der Patient auch eine sogenannte bindegewebige Schwäche haben und da wird man den Meisterpunkt dagegen, nämlich MP 5 ohne weiteres einmal einbauen müssen. Seltener kommen allgemeine Stauungen zum Tragen, hier sind es die Punkte Lu 7 und 9 sowie N 6, die zur Behebung dieser in erster Linie in Frage kommen werden. Es sollte aber keine Behandlung diesbezüglich ohne entsprechenden HNO-Befund erfolgen. Tritt bei einem Schwindel immer oder fast immer Nausea auf, ist dafür, aber nur auf der linken Körperhälfte, der Punkt Le 14 maßgeblich, in Kombination mit LG 19. Bei der Behandlung aller Formen von Schwindel sollte auch nicht darauf vergessen werden, daß der Punkt LG 16 eine integrierende Rolle dabei spielt. Es ist dies einer der Hauptpunkte bei allen meningealen Reizzuständen. Bei kreislaufbedingtem Schwindel sind besonders die Punkte der Hypotonie anzuwenden.

ALGIEN

Trigeminus-neuralgie

Wenn man diese Neuralgie nach Ästen unterscheidet, so sind für die Behandlung des 1. Astes des Trigeminus die wichtigsten Punkte folgende: 3 E 21, B 2, G 1, M 1 und 5, G 14, und 3 E 17.

Nicht immer genügen diese Punkte, die ein Grundgerüst darstellen, zur völligen Beseitigung der Schmerzen, es bleibt noch eine Hyperaesthesie zurück sowie Schmerzen bei der Berührung. Man verwendet daher meist noch folgende Punkte, natürlich nicht alle auf einmal, zur Behandlung dieser Zustände: B 4, 7 und 9, LG 22 und 23 sowie G 11. Nicht selten kriegt man auch einen starken positiven Einfluß durch die Verwendung des Punktes G 20, wenn dieser kräftig sediert wird. Für die Behandlung der Neuralgien des 2. und 3. Astes erweisen sich folgende Punkte meistens als besonders wirksam: G 1, M 2, 3, 5 und 7, 3 E 17, Dü 18 und Di 20.

Zur Behandlung von Schmerzen sowohl im Bereich der Zähne als auch bei manchen Formen der Trigeminusneuralgie und verwandter Zustände, gibt es auch eine Möglichkeit mit subkutanen Nadeln etwas zu erreichen und zwar sticht man bei Schmerzen, die hauptsächlich im Oberkieferbereich oder im 2. Ast des Trigeminus vorkommen, von G 3 aus nach unten, indem man die Nadel vertikal in der Subkutis der Wangenhaut vorschiebt, etwa bis in die Höhe des Mundwinkels. Für den Unterkiefer, bzw. den 3. Ast des Trigeminus, sticht man am hinteren Rand des Unterkieferansatzes, etwa auf dessen Hälfte, also im aufsteigenden Teil des Mandibularbogens, dort, wo auch zur Analgesie des Zahngebietes von manchen chinesischen Akupunkteuren lediglich ein starker Druck ausgeübt wird. Von dort schiebt man eine Nadel vor in Richtung auf den Nasenflügel. Man möge sich davor hüten, in den Knochen selbst einzustechen. Man kann diese Schmerzen dämpfen oder andererseits auch die Analgesie von einer 2. Nadel aus verstärken, die etwa bei M 3 beginnt und in einem Winkel schräg nach oben etwa auf Di 19 hinzieht, ohne diesen jedoch zu erreichen.

SINNESORGANE

Auge

Das Auge wird hauptsächlich von 4 Meridianen beeinflußt, besonders von Dü, Di und von G und M, ferner gibt es um das Auge herum auch eine Reihe neuer und lokaler Punkte, auf die im einzelnen noch nicht eingegangen werden soll. An Indikationen haben wir einen Hauptpunkt, der für alle das Auge betreffenden Erkrankungen zuständig ist. Es ist dies der schon bekannte Di 4. Bei allen Erkrankungen im Augenbereich finden wir ferner noch Le 9, LG 17 und 18 als wesentlich unterstützende Punkte. Eine Indikation, wenn man so sagen will, ist besonders herauszuheben: es ist dies eine Sehschwäche, die jedoch nicht mit den üblichen Parametern der Brechungsindizes zusammenfällt, mit anderen Worten, ein subjektives Bessersehen, das auch dadurch nachgewiesen werden kann, daß die Leute kleineren Druck lesen können, das aber nicht durch übliche Augenuntersuchungen meßbar erscheint. Die Punkte dafür sind in erster Linie B 10, G 20, ferner 14, dann der M 36, der Dü 18 und 19 und mit Abstand N 7. Des weiteren haben wir bei der

Chronischen Konjunktivitis

Möglichkeiten zum Eingreifen. Hier ist einer der wichtigsten Punkte G 1 und 14 sowie B 1. Bei dieser Erkrankung gibt es noch abweichende Methoden, je nach den Modalitäten. Steht die Rötung der Augen im Vordergrund, so bedienen wir uns der Punkte KS 7' und M 41, steht ein Jucken der Augen im Vordergrund ist G 14 der Punkt der Wahl, zucken die Augen in erster Linie, dann ist M 6 dafür der wichtigste Punkt. Besteht ein starker Tränenfluß, weichen wir insbesondere auf den Dünndarmmeridian aus, dort sind es die Punkte 3, 4 und 11, die vornehmlich verwendet werden, weniger Le 2, B 67 und LG 19.

Blepharitis

Diese hat relativ geringere Antworten auf Akupunktur bereit und sind die Punkte zur Behandlung dieser vornehmlich B 1 und 3 E 10, so gewinnt die

Blepharoptose

doch mehr an Bedeutung. Hier werden sowohl diese Punkte als auch die allgemeinen Augenpunkte genommen, aber vor allem noch N 1 hinzugefügt.

Hingegen wird die Akupunktur häufig angewendet beim

Blepharospasmus

Der Blepharospasmus ist eine relativ gute Indikation für die Akupunktur, wenngleich er auch eine längere Behandlungszeit insich trägt. Beim Blepharospasmus ist der Leitpunkt B 1 und es kommen dazu noch eine Reihe von lokalen Punkten sowie Punkte von Gallenblase- und Magenmeridian und zwar in Sonderheit die ersten Punkte dieser beiden Meridiane. Hat man einen solchen Patienten vor sich, dann nimmt man, etwa den Gesetzen der PETITE PIQÛRE folgend, aber nicht auf der Gegenseite, die in der Nähe der Hauptkrampfstellen liegenden Meridianpunkte. Danach setzt man in die Hauptkrampfstellen selbst Nadeln ein. Beim Blepharospasmus muß man nicht selten auf die schon im Buch für Anfänger zitierten Haftnadeln zurückgreifen, das sind Nadeln in der Form eines Reißnagels, mit einem aufgesetzten kleinen Handgriff, die an diese Stellen plaziert und mittels gekreuzter Leukoplaststreifen für Stunden, ja manchesmal sogar für Tage fixiert werden. Auch hier wird man kaum vor 10 Behandlungen irgendwelche größere Effekte sehen. Jedoch gelingt es immer wieder auch schwerste Fälle, die praktisch durch diesen Spasmus sehuntüchtig sind, indem sie die Augenlider nicht aufbringen, halbwegs funktionstüchtig zu machen. Selbstverständlich spielt beim Blepharospasmus die psychische Komponente eine große Rolle und so muß man schon am Anfang und immer wieder zwischendurch eingestreut, alle jene Punkte verwenden, die wir für psychische Ausgleiche brauchen, also die Punkte der Angst, die Punkte der Hauptregulierung des vegetativen Systems, die Punkte gegen Spannungszustände psychischer Art, etc.

Ohrenbereich

Wir wenden uns nun dem OHRENBEREICH zu und möchten hierzu einige Bemerkungen abgeben:

Es wurde durch die Massenmedien bekannt, daß in China Taubstummheit und Taubheit erfolgreich mit Akupunktur angegangen werden könnten. Wir haben eine Reihe, insbesondere Kinder mit Taubheit, behandelt und konnten dabei, ähnlich wie beim Auge, nur feststellen, daß laut Angabe der mit den Kindern befaßten Personen, diese angeblich mehr hören würden, mehr Aufmerksamkeit für ihre Umgebung erbrächten, jedoch die durchgeführten Audiometrien zeigten keine oder nur äußerst geringfügige Besserungen oder Änderungen. Wir glauben daher, daß man diese Behauptung nicht linear übernehmen darf und möchten vor solchen Behandlungen derzeit noch warnen, da die Erwartungen viel zu hoch gestochen sind. Jedoch sieht man immer wieder, schon durch die Beeinflussung der Durchblutung des ganzen Schädels, aber auch durch den psychischen Ausgleich, der ja durch die Akupunktur immer wieder hervorgerufen wird, sicherlich positive Auswirkungen auf diese Erkrankungszustände, jedoch kann man nicht von einer Heilung sprechen.

Schwerhörigkeit

An Punkten kommen für diese Formen von Taubheit oder besser Schwerhörigkeit, ebenso beim Tinnitus, eine ganze Reihe in Frage. Einige wurden ja schon erwähnt, der Leitpunkt am Ohr ist immer 3 E 23. Natürlich spielt auch 3 E 17 und 15 eine deutliche Rolle, vor allem die Gallenpunkte 2, 3 und etwas weniger die Punkte LG 19 und eventuell noch 16. Hingegen wird Di 4 auch bei der Behandlung dieser Fälle mit Erfolg eingesetzt werden können. Steht die Psyche ganz im Vordergrund, so weichen wir gerne auf Punkte aus, die dazu eine Beziehung haben, es sind dies vornehmlich der schon bekannte M 36, die Punkte H 3 und 7 sowie G

37. Besteht im Bereich des Ohres ein starker Juckreiz, bewährt sich oftmals G 43 bei solchen Zuständen.

Ich möchte hier gleich noch deutlich darauf hinweisen, daß die sogenannte Ohr-Akupunktur oder Aurikulotherapie nicht direkt oder ausschließlich mit dem Ohr zu tun hat. Wir glauben heute annehmen zu können, daß die Wirkungen der Körperakupunktur auf dem Gebiet der Analgesie etwa in die thalamische Region gelangen, während das Ohr quasi einzelne Körperteile, die an der Großhirnrinde projiziert sind, reflektorisch erfassen kann. Somit ist die Ohrakupunktur ein eigenes, ergänzendes Kapitel der Akupunktur, das in diesem Buch absolut nicht behandelt werden soll. Es gibt eine Reihe von entsprechenden Fachwerken darüber, auf die ausdrücklich verwiesen wird.

Somit hätten wir einige schon bekannte Indikationen durch das eben Gesagte deutlich erweitert, neue zusätzliche Punkte ins Treffen gebracht und ich habe versucht, Zusammenhänge aufzuzeigen, wie man sich oftmals in ähnlicher, manchmal in gleicher Weise bei verschiedenen Krankheitsbildern noch einem solchen Fall, der nicht auf die üblichen Punkte anspricht, mittels der eben genannten nähern kann.

DER VERDAUUNGSTRAKT

Für die schon bekannten Punkte des Verdauungstraktes möchte ich einige erweiterte Indikationen hinzufügen. Wir wollen am obersten Anteil des Verdauungstraktes beginnen. Es handelt sich in erster Linie um die

Störungen der Mundhöhle

Bei der Mundhöhle haben wir einen wesentlichen Punkt, der für alles maßgeblich ist, was sich im Mund- und Rachenraum abspielt, es ist dies der M 36 und der Di 4, insbesondere der letztere hat eine starke Bedeutung in der Analgesie der Mundhöhle, bzw. des Rachens. Wir unterscheiden hier einige wesentliche Dinge. Zuerst ist es die Bildung von zuviel Speichel. Die dafür in Frage kommenden Punkte sind H 3, das ist also eine psychische Tonisierung, die eine Rolle spielt bei allen Störungen der Speichelbildung und wir werden diesen Punkt H 3 auch beim trockenen Mund wieder finden. Als Unterstützung dafür kommt natürlich auch LG 19 in Frage. Weitere Punkte hierfür sind N 2, 4 und 7. Diese haben wohl keine psychische Bedeutung, haben aber auf den Flüssigkeitshaushalt des Körpers allgemein eine nicht unbeträchtliche Wirkung. Ferner der Punkt Lu 7, auch er ist als Stauungspunkt für den Flüssigkeitshaushalt maßgeblich. Schließlich noch Di 3, ein Stoffwechselpunkt, der zusammen mit Di 4 eine breite Wirkung auch in dieser Richtung entfalten kann.

Das Gegenteil davon ist der trockene Mund. Wieder ist es der genannte Punkt H 3, der von der psychischen Seite her seine Einwirkung erzielen kann und mit Einschränkung ist es noch LG 11. Ferner finden wir gerade beim trockenen Mund eine Reihe von Punkten des Dickdarmmeridians. So zum Beispiel Di 2, 6 und Punkte des Lebermeridians, nämlich 2 und 3, also spasmolytische Punkte, die hier ihre Wirkung entfalten. Weitere wesentliche Punkte sind auch hier wieder auf dem Nierenmeridian zu suchen und zwar sind es 2, 3, 6 und 7, letztere in Gold. Ein ganz wichtiger Punkt in der Behandlung des Speichelmangels ist der M 45. Hier kommen wieder die Gesetze der Polarität im Verdauungstrakt und in der Akupunktur überhaupt zum Tragen. Hat der Patient das Gefühl, daß sein Mund brennend heiß wäre, ist dafür der Hauptpunkt H 9. Handelt es sich um einen bitteren Geschmack, so sind dafür die Punkte G 38 und M 36 die wesentlichsten Punkte.

Die Zunge als wesentlicher Geschmacksträger kann ebenfalls akupunkturistisch behandelt werden. Werden Schmerzen in das Gebiet der Zunge transponiert, so ist der Punkt H 9 dafür maßgeblich. Ist die Zunge nach Ansicht des Patienten trocken, so sind die wesentlichen Punkte dafür Lu 5 sowie N 1 und 7, letztere wiederum in Gold. Glaubt der Patient, daß seine Zunge geschwollen ist und ihn an der Wortbildung hindert, so sind die dafür wesentlichen Punkte Di 4 und M 41. Bei der Gelegenheit können wir auch gleich das sogenannte Splittergefühl im Hals besprechen, es wird beherrscht von Di 3.

Stomatitis ulcerosa

Zur Behandlung kommen vornehmlich folgende Punkte in Betracht: MP 1, Di 4, M 36 alle in Gold sowie der Punkt 3 E 20 in Silber. Dieser Punkt ist ein Reunionspunkt und hat auch eine zu Kollaps führende Wirkung. Er ist ein Reunionspunkt zwischen den Meridianen 3 E und DüD und hat eine starke Beziehung sowohl zur Mundschleimhaut als auch zum Zahnfleisch und den Zähnen.

Gingivitis und Stomatitis

Es handelt sich hier um ein breiteres Gebiet, das wir besprechen wollen. Die Hauptpunkte dafür sind Dü 18, B 22, 3 E 23, M 45. Ferner haben D 1 und der Stoffwechselpunkt Di 2 eine Bedeutung bei der Behandlung dieses Krankheitsbildes. Di 1 ist ein Punkt, der auch in der Analgesie der Zähne wichtig ist. Ferner ist Dü 8 ein Punkt, der besonders bei der Stomatitis deutliche Wirksamkeit zeigt, sowie LG 27. Geringer wirksam, aber doch, ist B 13. Schließlich kommt auch N 4 für die Behandlung dieses Krankheitsbildes noch zusätzlich in Frage.

Als nächstes Organ, das mit Akupunktur zu behandeln ist, kommen wir zum Magen.

Der Magen hat als Hauptpunkt den schon bekannten Meisterpunkt des Magens B 21. Ferner gibt es noch einen zweiten, der insbesondere für alles krampfartige Geschehen im Magen zuständig ist, so auch bei **Chronischer Gastritis, Neigung zu Erbrechen** und ähnlichen Zuständen mehr, es ist dies KG 13. Für die Krämpfe im Magen ist neben ihm noch B 60 wichtig, sowie Le 13. Selbstverständlich auch M 36 und B 21. Punkte, an die man im ersten Moment etwas weniger denkt, die aber doch wesentlich erscheinen, sind MP 2, meist in Gold gegeben und MP 3, meist in Silber gegeben. Gerade der Meridian Milz-Pankreas hat ja mit jenen Vorgängen ziemlich viel zu tun, die unmittelbar nach der Nahrungsaufnahme auftreten. Weniger, aber doch auch bedeutungsvoll, ist N 6 sowie Di 11. Für ausgesprochene Schmerzen in der Magengegend sind die Hauptpunkte KG 12 und M 36. Für alle mehr allgemeinen Störungen, die lediglich den Magen betreffen, sind die Hauptpunkte M 21, sowie G 24. Kombinierte Störungen von Magen und Darm werden vornehmlich von den Punkten B 16 und 18 sowie N 8 angegangen. **Magen**

Schlecht determinierte Erkrankungen wie z. B. die Gastritis, werden mit den Punkten des Konzeptionsgefäßes 12, 13 und 14 behandelt. Selbstverständlich auch mit B 21, natürlich auch mit M 36. Zudem kommen aber noch einige Punkte, an die man vielleicht nicht so direkt denken würde. So vor allem B 17, nicht nur in seiner Eigenschaft als Reunionspunkt, sondern vor allem auch als Meisterpunkt des Zwerchfelles, der dadurch auf die gestörten Motilitäten des Magens bei der Gastritis Einfluß nehmen kann. Ferner der Punkt M 12, der zumindest auf der linken Seite identisch ist mit der VIRCHOWschen Drüse. Ferner noch M 25, der allerdings mehr eine Bedeutung hat in Richtung Darm, aber trotzdem bei der Gastritis selbst Verwendung findet. Sodann sind noch interessant die Punkte KG 5, der für Spasmen zuständig ist, B 39 als allgemein roborierender Punkt und als Punkt, der auf die Hämatopoese einen Einfluß hat, die ja nicht zuletzt über den Magen gesteuert wird. **Gastritis**

Schließlich noch KS 7, der Punkt der Interkostalneuralgien, der aufgrund seiner rein nervlichen Verbindungen auch eine Beziehung zum Geschehen im Hypogastrium hat.

Ähnlich wie bei uns, unterscheiden die Chinesen auch eine hyperazide Gastritis, für welche insbesondere die Punkte M 45 und 42, sowie B 21, alle in Silber zuständig sind. Bei der hypaziden Gastritis hingegen sind es M 41 und 42, diesmal in Gold, ebenso wie B 21 in Gold. Die hypersekretorische Gastritis hingegen wird vom Punkt MP 3, meist in Silber gegeben, aus regiert. An sich unterscheiden die Chinesen nicht nur nach den Säurewerten wie wir, sondern in erster Linie nach einer Hyperfunktion und einer Hypofunktion, wobei sich dies nicht nur auf die Säureproduktion allein bezieht.

Ulcus ventriculi – Ulcus duodeni

Als nächste Funktionsstörung im Bereiche des Magens tritt uns das Ulcus ventriculi entgegen, das übrigens genau so wie das Ulcus duodeni behandelt wird. Auch hier ist einer der Hauptpunkte der KG 12, wieder ist es M 12, aber auch noch M 29 und 31, seltener KG 5. Es hat sich ferner noch eine Kombination bewährt, die wir schon im Anfängerteil besprochen haben, nämlich die Kombination Di 4, meist in Gold, KG 13, 15, evtl. KG 17, dann noch N 21 und M 21. Es ist dies der obere Teil der typischen Behandlung der Colitis spastica. Ein weiterer Faktor, der der Behandlung mit Akupunktur zugänglich ist, ist das Sodbrennen. Dafür ist wiederum KG 21 zuständig, ebenso M 12, seltener H 9. Im allgemeinen werden die Punkte in Silber gestochen. Es wäre nicht im Gedankengange der Akupunktur, wenn man das Sodbrennen lediglich als eine Funktion des Magens ansehen würde, sondern es kommen dafür noch die Meridiane von Gallenblase und Leber mit in Frage. Man wird daher in chronischen Fällen von Sodbrennen ohne weiteres die Punkte G 37 und/oder 38 sowie die Le 9 und/oder 13 gerne dabei hinzufügen.
Eine andere Indikation, die etwas weiter gesteckt ist, ist die

Neigung zum Erbrechen

Darunter ist zu verstehen, daß Leute, die ganz allgemein zum Beispiel an einer Virusinfektion erkranken, unter Umständen aufgrund ihres Typs, diese Viruskrankheit lediglich in Form von Erbrechen, im schlimmsten Fall in Form eines Brechdurchfalles durchmachen. Hierfür sind einige Punkte maßgeblich. Nämlich die Punkte Le 12, 13 und 14, wiederum B 21 KG 13 und die Lu 7. Dies sind die Hauptpunkte, jedoch haben wir noch ein breites Band von anderen Punkten, die allenfalls dafür in Frage kommen. So unter anderem auf dem Blasenmeridian die Punkte B 13, 17, 31 und 39. Auf dem Meridian des Herzens der Punkt 3, auf dem Meridian der Niere die Punkte 3 und 4, auf dem Meridian von Kreislauf–Sexualität der Punkt 6, auf dem Meridian der Leber die Punkte 2 und 3, auf dem Meridian der Lunge die Punkte 5 und 9, auf dem Meridian des Magens noch der M 42 und auf dem Meridian von Milz-Pankreas die Punkte 2 und ebenfalls 9. Für die Nausea ist der wichtigste Punkt Le 14. Dieser Punkt, häufig kombiniert mit LG 19 kann eine deutliche Erleichterung hierbei bringen. Anders verhält es sich beim Erbrechen während der Schwangerschaft. Hier kommen, neben anderen Punkten, vornehmlich Le 14, N 21 sowie B 21 in Frage. Beim Milcherbrechen der Kinder, das heißt Kinder, die wohl Tee nehmen können, aber nicht Milch, ist B 19 ein wesentlicher Punkt. Beim unstillbaren Erbrechen der Neugeborenen, also beim Pylorospasmus, der ja letztlich auch pathologisch eine Verkrampfung der Muskulatur darstellt, wobei meist gehäufte Nervenzellen in diesem Bereich nachweisbar sind, eignen sich insbesondere die Punkte KG 16, M 36 und B 21.

Beim Singultus, auch beim postoperativ auftretenden, sind es wiederum die B 39, die eine große Rolle spielt, ebenso wie M 12, seltener Lu 5.
Gegenteilige Störungen wären die völlige

Appetitlosigkeit

Hier ist M 42 ein ganz wesentlicher Punkt dafür. Bei zu geringem Appetit überhaupt, ist wieder M 42, hier in Gold gegeben, wie auch vorher M 36 und Le 13 maßgeblich. Diese Punkte werden unterstützt von den Blasenpunkten 13 und 17 sowie 21, ferner vom Punkt H 5 und von den Punkten MP 4 und N 8. Bei progressiver Abmagerung, die aus diesem Titel auftritt, empfiehlt man in China den Punkt B 39, M 36, sowie N 3, seltener B 21 und 23. Man sieht also, daß sowohl Indikationen von Seiten des Magens angewandt werden, als auch solche von allgemein roborierenden Punkten. Wie wir schon sagten, wird ein Schwindel, der unmittelbar nach der Nahrungsaufnahme eintritt, mit B 21, meist in Gold behandelt. Eine seltenere Indikation ist die, daß sich jemand sehr hungrig zu Tisch setzt, doch nach wenigen Bissen schon satt ist. Sofern da nicht etwas anderes dahintersteckt, zum Beispiel Pankreasinsuffizienz, behandelt man mit den Punkten B 21 und M 45. Ein weiteres Gebiet, mehr ins funktionelle hinüber, sind Beschwerden, die nur passager auftreten, und zwar insbesondere Magenbeschwerden nach fettem Essen. Hierfür ist der Punkt G 3 der Wesentliche. Allgemein ausgedrückt, schlechte Verdauung, das heißt daß nicht der eingenommenen Nahrung adäquat verdaut wird, dafür sind in erster Linie die Punkte KG 13, B 21 und M 36 maßgeblich. Weniger, aber doch gebräuchlich sind H 3 und Di 10. Erst in letzter Linie, quasi als unterstützende Punkte, kommen in Frage H 7 in Gold, dann N 8 auch in Gold, KS 6 in Gold und MP 9, auch meist in Gold gegeben. Soviel zum Kapitel Magen, wenn auch nur in ganz kurzer Form.

Wie immer in der Akupunktur, sehen wir eine größere Anzahl von Möglichkeiten, von Modalitäten, auf die wir relativ genau eingehen können und zwar in all den genannten Fällen ohne Zuhilfenahme des Pulses. Gibt der Puls grundsätzlich andere Angaben, so ist, bei genügender Beherrschung desselben, diesem der Vorzug zu geben. Natärlich, auch wie immer, sollen nicht alle diese Punkte gleichzeitig oder in kürzester Frist verwendet werden, sondern sie stehen einfach zur Disposition. Es ist Sache des Betreffenden, aus den angegebenen Punkten zu wählen und üblicherweise wird man aus den häufigeren, im Text an 1. Stelle genannten Punkten zu wählen haben und erst, beim Versagen dieser, auf die später unter der gleichen Indikation genannten Punkte zurückgreifen müssen.

Krämpfe und Spasmen

M 36 ist auf alle Fälle der wesentliche Punkt für alle Erscheinungen dieser Art, egal in welchem Darmabschnitt sie sich abspielen. Spasmen im Bereiche des Dünndarms werden insbesondere von Le 3 und den Dünndarmpunkten 3 und 8 angegangen. Allgemeine Darmspasmen ebenfalls von Le 3, G 40, seltener von Le 2, 6 und 9. Schon bekannt ist uns der Hauptpunkt gegen Diarrhö, es ist dies MP 4, ein Kardinalpunkt, wie wir schon gehört haben.

Wir kommen zu einer Indikation, die in China auch heute noch eine integrierende Rolle spielt, daher ist es nicht verwunderlich, wenn sehr viele Punkte hier erscheinen. Es handelt sich um die Enteritis.

Enteritis

Diese spielt ja in einem Land, in dem es relativ heiß ist, eine bedeutende Rolle. Der Hauptpunkt, wie immer MP 4, gleich der nächste wichtige Punkt KG 4, Hauptpunkt für alle Spasmen im Bauch. Schließlich und nicht verwunderlich, Le 9. Ein Punkt mit einer ganz großen Breitenwirkung, die ja bei den allgemeinen Parametern, die im Verlaufe einer Enteritis auftreten, durchaus verständlich erscheint. Die Enteritis ist heute noch das Anliegen der chinesischen Medizin und eine der ersten Fragen der Chinesen an uns war, wie wir denn mit diesen Dingen fertig werden. Weiter kommen noch eine ganze Reihe von Punkten in wichtiger Beziehung hier zum Tragen.

Es sind dies die Punkte B 19, 21 und 27, die Punkte Le 3 und 13, die Punkte Di 10, seltener 3 und 4, sowie M 36 und die Dünndarmpunkte 3 und 4. Damit hat man eine relativ breite Show schon, die aber noch erweitert wird, insbesondere durch die Punkte Lu 5, 7 und 11, durch KS 6 und schließlich noch durch MP 9. Treten im Verlauf der Enteritis, oder auch für sich allein, deutliche Tenesmen auf, dann ist dafür der Punkt LG 19 wichtig. Es zeigt sich also, daß diese Tenesmen nicht allein organisch bedingt sind, sondern daß eine starke psychische Komponente dabei eine Rolle spielt.

Ein ähnlich wichtiges Zustandsbild ist in China, wie in allen heißen Gegenden, die sogenannte Dyspepsie.

Dyspepsie usw.

Bei der Dyspepsie werden als wesentliche Punkte verwendet: KG 5, LG 5, B 22, MP 3, dieser vornehmlich in Gold, Le 12 sowie M 21.

Weiter abwärts finden wir im Bereich des Dickdarmes hauptsächlich Indikationen für die **Obstipation.** Wir haben hier bei der Obstipation zu unterscheiden in spastische und atonische. Bei einer spastischen Obstipation kommen insbesondere die Spasmenpunkte in Frage, nämlich Le 2 und 3, sowie Dü 3, seltener 4, ferner noch KG 4, allenfalls 5. Dazu kann noch M 25 gegeben werden, seltener Punkte des Gürtelgefäßes, wie G 28, 27 und 26. Die atonische Obstipation ist wesentlich schwieriger zu behandeln und hier unterscheidet man grundsätzlich 2 verschiedene Vorgangsweisen. Die erste bedient sich hauptsächlich der Punkte Di 4, 10 und 11, wobei 4 und 11 in Gold, 10 in Silber gegeben werden, sowie des Punktes Dü 3, der hier ebenfalls in Gold gegeben wird. Die 2. Version, diesen Dingen näher zu treten, ist über andere Parameter, und zwar M 25, B 25, beide in Gold, sowie N 15 in Silber. Als unterstützende Punkte können, für beide Grundformen, Le 2 in Silber und 9 in Gold dazugegeben werden, ferner G 34 in Gold zur Stärkung der Muskulatur. Da eine starke psychische Komponente dabei nicht abzulehnen ist, wird auch der Punkt H 3 nicht selten in eine solche Behandlung eingebaut. Interessant ist, daß man hier den Punkt 3 E 4 gerne massiert und zwar in tonifizierendem Sinn, also mit dem Fingernagel. Seltener werden noch allgemein roborierende Punkte gegeben, wie zum Beispiel KG 6, MP 9, seltener MP 3. Eine andere Indikation, die aber genau in China festgehalten ist, ist die Obstipation, wo der Verlauf der Stuhltätigkeit bis ins Rektum eigentlich normal ist, jedoch kann der Stuhl in der Endphase nicht mehr entsprechend abgesetzt werden. Dafür ist der Punkt B 25, in Gold gegeben, hauptsächlich zuständig.

Ein anderes Bild, das vielleicht weniger dramatisch ist, aber doch genügend Schwierigkeiten bietet, ist der Meteorismus.

Meteorismus usw.

Hier ist der Hauptpunkt M 25, der manchmal in Gold, manchmal in Silber gegeben wird, je nachdem, ob man den betreffenden Zustand als einen Krampf ansieht oder eine Schwäche. Dies ist nach chinesischer Angabe unschwer festzustellen, durch schnipseln am Bauch; hört man einen harten Ton, wie von einer gespannten Trommel, so handelt es sich um einen Spasmus. Ist der Ton eher weich bis gar nicht vorhanden, dann handelt es sich um einen Schwächezustand. Im 1. Fall wird man auf die Silbernadel ausweichen, im 2. Fall auf die Goldnadel. Dieser Punkt wird meist nicht allein verwendet, sondern es kommen die Punkte KG 6, M 18, 36, 41, 42 und 45 noch dazu, vor allem aber die Punkte des Meridians von Milz-Pankreas, nämlich 3, 5, 6 und 9, seltener 2. Auch der Lebermeridian wird eingeschaltet mit den Punkten 2 und 6. Seltener hingegen der Blasenmeridian, dann nur über den Punkt B 21.

Aerogastrie usw.

Dieses Phänomen wird hauptsächlich von den Punkten KG 6, M 36, sowie MP 4, seltener M 30 direkt angegangen. Eine besondere Indikation wäre noch die Obstipation bei Pastösen. Hier sind es vornehmlich die Punkte H 3 in Gold, Di 4 ebenfalls in Gold, Di 10 hingegen in Silber.

Divertikulitis

Hier können wir selbstverständlich nichts Direktes unternehmen. Das Einzige, was man bei dieser, immer mehr anzutreffenden Erkrankung tun kann, ist eigentlich nur eine Beschränkung der gleichzeitig damit auftretenden Krämpfe und Schmerzen an den verschiedensten Stellen des Bauchraumes. Diese Schmerzstillung geht auch in der Praxis nicht allzu weit, sodaß man dadurch allfällige Durchbrüche, die ja meist mit relativ geringen Schmerzen anfangen, nicht übersehen kann. Wir verwenden in diesen Fällen hauptsächlich folgende Punkte: MP 4, Le 3, KG 4 sowie seltener Dü 8 und N 3. Ziehen diese Schmerzen auch zum Rücken hin, dann ist B 60 als Zusatzpunkt wichtig. Ebenso sollte nicht auf G 40, sowie Le 6 und 9 als Aushilfspunkte vergessen werden.

Schließlich am Ende des Verdauungstraktes angelangt, wäre noch etwas über Pruritus ani sowie Analekzem zu sagen.

Pruritus ani

Über dieselben Parameter werden auch die Noduli haemorrhoidales abgehandelt, jedoch möchte ich gleich bemerken, daß ich bei diesen kaum bis gar keine Erfolge je gesehen habe. Hier sind wieder als wesentliche Punkte anzuführen: MP 5 in Gold, B 31, 54 und 58, sowie Le 9 und 13, ferner N 7 und 8 sowie KG 5. Am Blasenmeridian werden manchesmal noch die Punkte 25, 23 sowie 35 und 65 hinzugefügt. Bekannt für die Indikation sind schon die Punkte LG 1 und KG 1, die jedoch aufgrund ihrer Lokalisation relativ selten verwendet werden. An sich bietet das Analekzem und der Pruritus ani, sofern nicht ein Wurmbefall vorliegt, eine relativ gute Indikation für die Anwendung der Akupunktur. Wenn wir schon beim Verdauungstrakt uns befinden, dann möchte ich gleich Störungen mitnehmen, die von den sekretorischen Drüsen ausgelöst sind. Es sind dies besonders die Funktionsstörungen der Leber.

Funktionsstörungen der Leber usw.

Hier werden insbesondere die Punkte des Lebermeridians 2, 9 und 13 häufig gegeben. Es handelt sich also um die Behandlung von Hepatopathien, die, nebenbei bemerkt, recht gut auf Akupunktur ansprechen. Die echte Leberzirrhose hingegen ist der Akupunktur nicht mehr zugänglich. Schwellungen der Leber aber können manchesmal, wenn es sich noch um keine Zirrhose handelt, im 1. Stadium ganz gut mit den Punkten Le 2, sowie B 21 und 23 noch behandelt werden. In Fällen von Subikterus kann man nicht selten auch die Akupunktur einsetzen. Hier sind es vornehmlich die Punkte Le 3 und 6, die in Frage kommen, sowie G 37, 38 und 43, ferner M 45, weit seltener B 18 und 19.

Wenn wir übergehen zu den Störungen im Bereich der Gallenblase, dann ist für alle Störungen dieses Bereiches der Punkt M 21 hauptsächlich wirksam, in einigem Abstand auch noch B 19. Handelt es sich um einen mangelnden Gallenfluß, ist G 40 in Gold gegeben dafür zuständig.

Koliken im Gallenbereich usw.

Hier sind es vornehmlich die Punkte Le 3, G 25, 26, 27, 28, 37, 38 und 40, nicht zu vergessen auf G 14, auf der Stirne, der nicht selten in der Lage ist, eine Gallenkolik schlagartig zu beheben. Selbstverständlich ist ein bereits in die abführenden Gallenwege eintretender Stein operativ zu behandeln. Hier wäre die Anwendung der Akupunktur, sei es gegen den Subikterus, sei es gegen die Cholezystopathie, völlig verfehlt. Betrachten wir die Cholezystopathie selbst. Dafür sind wieder die Punkte G 23, 24, 25, 27 und 38 sowie Le 13 zuständig, letztere insbesondere bei chronischen Cholezystitiden, da gerne kombiniert mit B 19.

Schließlich und endlich wollen wir uns in diesem Gebiet noch mit Störungen befassen, die ihre Ursache im Pankreas zu suchen haben.

Pankreasstörungen usw.

Wohlverstanden, der echte Diabetes mellitus ist der Akupunktur nicht zugänglich. Hingegen gibt es Fälle, bei denen die Einstellung eines Diabetes Schwierigkeiten bereiten kann, obgleich der Patient die angegebene Diät strikte einhält. In diesen Fällen empfehlen sich die Punkte MP 2 und 3 sowie B 20, ebenso noch 25 und N 8. Ferner wird man in solchen Fällen nicht selten sowohl auf alle Stoffwechselpunkte ausweichen können und müssen, als auch auf psychische Punkte, da wir ja wissen, daß Diabetes nicht selten Störungen in diesem Bereich hervorruft. Wir werden daher mit den sogenannten psychisch harmonisierenden Punkten durchaus bei solchen Fällen, wo der üblichen Einstellung Schwierigkeiten entgegengebracht werden, einwirken können.

HERZ UND KREISLAUF

Wir haben hier verschiedene Bilder vor uns, das wesentliche sind nervös-vegetative Herzbeschwerden, Kollapsneigungen und vor allem der RHÖMHELDsche Symptomenkomplex. Bei den Erkrankungen von Herz und Kreislauf ist als erstes zu sagen, daß Veränderungen an den Herzklappen, schwerste Störungen im Reizleitungssystem, schwerste arteriosklerotische Störungen und ähnliche organische Umbildungen selbstverständlich nicht mit Akupunktur behandelt werden können. Es bleiben trotzdem noch eine Reihe von Erkrankungen über.

Tachykardie

Nehmen wir das Bild der **Tachykardie** so haben wir neben den Parametern für die Angst, die wir schon eingangs besprochen haben, auch eine Reihe Punkte, die spezifisch auf diese zu wirken in der Lage sind. So sind es vor allem H 5 und 7 die in Frage kommen sowie Lu 7 und 9, also unsere hauptsächlichsten Antistauungspunkte, sowie Punkte des Konzeptionsgefäßes 12, 13, 15 und 17. Nicht zu vergessen die Punkte auf dem Rücken, also insbesondere B 13, 15 und 17.

Hypertonie usw.

Bei der Hypertonie, die an sich gut auf Akupunktur anspricht, sind die Hauptpunkte G 34 und M 36 sowie H 7, mit Einschränkungen KS 7. Ferner müssen wir auch an den Meridian der Niere denken, insbesondere an seine beiden Sedativpunkte, nämlich an die Punkte N 1 und 2.

Hypotonie usw.

Diese ist wesentlich schwieriger zu behandeln als die Hypertonie, wobei gesagt werden muß, daß der essentielle renale Hochdruck, der fixierte Hochdruck, kaum oder gar nicht auf die Akupunktur anspricht. Ferner ist darauf zu achten, daß es eine ganze Reihe von Fällen gibt, die an sich auf einen höheren Blutdruckwert eingestellt sind, als das den üblichen Merkmalen entspricht. In diesen Fällen wird man mit der Akupunktur keinerlei Veränderungen der absoluten Werte erzielen können, denn die Akupunktur kann ja nur in die für den betreffenden Patienten entsprechende Norm zurückführen. Sie kann ihn weder nach der positiven noch der negativen Seite hin aus seiner physiologischen Bandbreite herausbringen. Das ist ganz wichtig zu wissen! Also nicht an den absoluten Blutdruckwerten kleben, sondern sehen, ist der Patient grundsätzlich ein Hypotoniker oder ein Hypertoniker, der an sich schon mit einem entweder zu hohen oder zu niedrigen Blutdruck bestens lebt und beschwerdefrei lebt und nur durch Änderungen desselben aufgrund von medikamentösen Eingriffen irgendwelche Schwierigkeiten bekommt. Dann ist die Akupunktur, wie gesagt, sinnlos, weil er sich ohnedies in seinen mittleren Bandbreiten befindet. Die Hypotonie ist meist schwerer anzugehen als die Hypertonie und einige Punkte möchte ich noch hinzufügen, die dabei in Frage kommen: neben den Ihnen bekannten H 9 und KS 9 sowie M 36 sind es insbesondere die Punkte Lu 9, B 39 sowie N 7 und MP 6 sowie B 67, die hierbei in Frage kommen.

Stenokardische Beschwerden usw.

Bei den stenokardischen Beschwerden haben wir einige Punkte kennengelernt und andere müssen wir noch herausarbeiten. So kennen wir den KG 15 und den KG 17, weniger verwenden wir den KG 14. Wir kennen den KS 7 und den H 7, wir verwenden seltener B 21 und 17. Auch der KS 1 wird nicht allzuoft verwendet. Hier ist besondere Vorsicht und engste Zusammenarbeit mit Kardiologen rätlich. Schließlich und endlich kommen noch die psychischen Punkte in Frage also H 3, M 36 und LG 19. Klagt ein Patient über ein Beklemmungsgefühl und Brennen im gesamten Thoraxraum, ist dafür der Punkt KG 17 der zuständige. Werden Herzschmerzen mit starker allgemeiner Schwäche angegeben, ist H 9, in Gold der wesentlichste Punkt dafür. Sind Schmerzen in der Herzgegend vorhanden, die eine Ausstrahlung direkt in gerader Linie in den Rücken mit sich bringen, weichen wir auf B 60 aus. Treten solche Schmerzen nur beim Essen auf, ist B 17 der Punkt der Wahl. Haben diese Herzschmerzen den Charakter eines Knotens in der Brust, was man nicht selten von Patienten hört, muß man auf den wenig angenehmen Punkt N 1 ausweichen. Treten zugleich mit den Schmerzen starke Schwindelanfälle auf, so wird B 64 da in Silber meist Abhilfe bringen. Insbesondere bei der Hypotonie sind auf Arrhythmien des Pulses Gewicht zu legen und sind dieselben auch bei der Pulstastung entsprechend zu berücksichtigen.

Paroxysmale Tachykardie

Hier gibt es folgende Punkte: KG 9, Le 2, H 7 und H 6. Ferner kommt noch in Frage M 19 und B 54. Man kann, wenn man den Patienten schon kennt, diese Behandlung auch einbauen in eine Behandlung mit außergewöhnlichen Gefäßen, üblicherweise wird man hier beginnen mit dem Punkt N 6 in Gold und enden mit dem Punkt Lu 7 in Silber.

Angina pectoris

Hier verwendet man vornehmlich H 3, H 7, B 17 und Le 13. Auch hier gibt es eine Verbindung mit den außergewöhnlichen Gefäßen und zwar ist es der Punkt MP 4, der hier gerne eingesetzt wird.

Claudicatio Intermittens

Hier kennen wir die Hauptpunkte derselben, nämlich B 58 und N 8, es gibt aber natürlich noch eine Reihe anderer Punkte, die in Frage kommen. So zuerst die krampflösenden Punkte Le 2 und 3 sowie der Punkt mit einer breiten Einwirkung auf die untere Extremität, Le 9, schließlich natürlich auch M 36 und die Punkte MP 2 und 5. Seltener bedürfen wir noch des Punktes B 65, der aber, wenn er gebraucht wird, recht gute Effekte zu zeigen in der Lage ist.

Bei den Störungen des Kreislaufsystems müssen wir auch noch andere Dinge ins Kalkül ziehen. So ist es insbesondere die Verfärbung von Extremitäten.

Zyanose usw.

Bei der Zyanose, insbesondere der unteren Extremitäten haben wir einen Punkt zur Verfügung, und zwar M 40, der in der Lage ist, durch eine Einwirkung auf das Gefäßsystem die Zyanose herabzusetzen. Ein weit größeres Gebiet sind auftretende Ödeme. Als Hauptpunkte für die Ödeme aller Art kennen wir Lu 7 und 9, heute müssen wir noch hinzufügen H 9, 7 sowie B 17. In selteneren Fällen wird es N 2 und 3 sein, M 36, B 60 und 62 und relativ selten M 41 und 45. Die auf dem Nieren-, Blasen- und Magenmeridian gelegenen Punkte kommen vornehmlich bei Ödemen der unteren Extremitäten zur Anwendung.

Eine Beschwerde, die vom Patienten häufig geäußert wird, die aber an sich in der Medizin keine besonders große Beachtung findet, das sind Klagen über entweder zu heiße oder zu kalte Füße. Die Akupunktur muß darauf achten und geht auf diese Dinge deutlich ein. Heiße Füße, das bedeutet Nierenmeridian, wir suchen uns also dort die Punkte insbesonders 1,2,3 und 4, die zur Bekämpfung dieser Vorgänge dienen, heraus. Diese Gefühle von Hitze und auch Kälte sind ja immer der Ausdruck eines schlechten regionalen Befindens des Patienten und sind meist über einen oder 2 Meridiane durchaus veränderbar. Das Gegenteil davon, kalte Füße, bedarf des Meridians MP. Hier sind es insbesondere die Punkte MP 2, 4, 5 und 6, die in erster Linie in Frage kommen werden. Dann gibt es Krampferscheinungen, die insbesonders bei Sportlern auftreten. Hier haben wir an Allgemeinpunkten die B 58 und die G-Punkte 37 und 38. Ganz wichtig sind aber hier lokale Punkte, die mit langen Japannadeln über dem Orte des Punctum maximum des Krampfes eingestochen werden. Die Japannadeln werden üblicherweise mit einem Führungsrohr gesetzt, die Nadel ist etwas länger, sieht heraus, wird dann in die entsprechende Richtung gedrückt und dann das Rohr über die fixierte Nadel abgezogen und die Nadel dann weiter in die Tiefe gebracht, bis das bestimmte Schlagphänomen ausgelöst wird, bzw. der Krampf verschwindet, was nicht selten auch palpatorisch feststellbar ist. Diese Behandlungen dauern meistens kurzzeitig und sind sehr geeignet für die Sportmedizin.

Parästhesien und Durchblutungsstörungen

Parästhesien und Durchblutungsstörungen der oberen Extremitäten verlangen nach dem Punkt KS 6 sowie den verschiedenen Punkten auf der Handfläche, die zwischen den Köpfchen der Mittelhandknochen gelegen sind. Diese Punkte tun sehr weh, scheinen aber einen gefäßmäßigen Kurzschluß zu bringen, wie das QUAGLIA-SENTA auch an entsprechenden Füllungsbildern zeigen konnte. Diese Bilder zeigen sehr interesssant eine Art Kurzschluß in diesem Bereich, den man meiner Ansicht nach mit einer geeigneten Punktur in diesem Gebiet aufzureißen in der Lage sein kann. Im großen erinnern diese Bilder an die Zeichnungen von KELLNER, der ja gezeigt hat, daß bei den arteriovenösen Anastomosen ähnliche Vorgänge stattfinden. Ich glaube, man kann diese beiden Vorstellungen direkt aufeinanderlegen und wird also so zu einem richtigen Effekt kommen. Zudem ist bei allen Parästhesien die sogenannte OU-ROU-Behandlung maßgeblich. Diese Behandlung besteht darin, daß die Nadeln nicht im Gewebe liegen bleiben, sondern nur ganz kurz eingestochen werden und zwar an allen Fingergelenken jeweils links und rechts am Ende der dort sich bildenden Falten. Wenn Sie das tun, also nur eine pickende Behandlung machen, so nennt man das OU-ROU, dies wird gelegentlich durchgeführt und bringt einen sehr guten Effekt bei Paraesthesien, kalten, klammen, ungeschickten Fingern und ähnlichen Zuständen.

Arteriosklerose

Diese ist im eigentlichen Sinne des Wortes der Akupunktur nicht zugänglich. Es handelt sich hier um eine organische, meist altersbedingte Umwandlung, die durch die Akupunktur nicht mehr angehbar ist, weil sie selbst nicht mehr reversibel ist. Jedoch gelingt es nicht selten, manche Nebenerscheinungen dieser Erkrankung zu bekämpfen und das machesmal recht wirkungsvoll. Dazu bedienen wir uns der sogenannten allgemeinen Gefäßpunkte. Diese allgemeinen Gefäßpunkte sind in erster Linie B 31, H 9, KS 6, M 36, B 58, G 34 und KG 6. Diese Punkte können helfen, den Patienten, den Arteriosklerotiker, doch über gewisse Zeiträume wieder in Schwung zu bringen. Wenn wir das im einzelnen betrachten und zerlegen wollen, so glaube ich, kann hier der Gedankengang der Akupunktur am besten so herauskommen: H 9 und KS 6 sind diejenigen Punkte, die an sich auf die Zirkulation, auf den Kreislauf, eine breite Einwirkung haben. KG 6 ist eine Quelle größter Energieausschüttungen, man gibt also mehr Druck hinter die Geschichte, wenn Sie so wollen und kann dadurch auch einen Reiz gegen die Arteriosklerose, bzw. ihre Nebenerscheinungen setzen. B 31 ist der Hauptpunkt für das Klimakterium, aber auch für die Durchblutung im Beckenraum und die unteren Extremitäten. Er wird aus diesem Grunde sehr gerne mitgegeben, da er auch eine gewisse psychische Aufhellung des Patienten mitsich bringt. In vielleicht noch verstärktem Maße gilt dies für den schon genannten Punkt M 36. Die Punkte B 58 und nochmehr G 34 haben eine Wirkung ,auf die Muskulatur. Man stellt sich vor, daß eine bessere, kräftigere Muskulatur in der Lage ist, da sie unterstützend auf die Pumpvorgänge der Gefäße selbst wirkt, so die Gefäßaktion zu verbessern. Solche Gedankengänge haben in der Akupunktur immer Platz und die Akupunktur bedient sich dieser Gedankengänge auch in der Praxis und erzielt damit gute Erfolge.

Ein breites Gebiet in der Akupunktur nehmen die Erkrankungen des RESPIRATIONSTRAKTES ein, denen wir uns nun zuwenden wollen.

RESPIRATIONSTRAKT

Angina

Hier wird die Akupunktur natürlich nur eine sekundäre Rolle einnehmen. Neben der üblichen Behandlung, auch mit Antibiotika, tritt hier der allgemeine Punkt für den Halsbereich, nämlich Lu 11 in sein Recht, dicht gefolgt von Di 11 und Di 4. Weitere Punkte, die hier in Frage kommen, sind die Punkte Di 1, 2, 3 und 6, Lu 5 und 7, seltener KS 7 und 3 E 10. Es ist zu den ersten beiden Punkten folgendes zu sagen: wir glauben, aufgrund von Erfahrungen aus der Analgesie sprechend, daß überschneidende Areale von Lu 11 und Di 1 vorhanden sind. Es ist so, daß auch für die entsprechenden Operationen, wie Tonsillektomien oder Zahnextraktionen, nur bestimmte Partien der in Frage kommenden Organe analgetisch werden. Begibt man sich beispielsweise außerhalb des Tonsillenbereiches und außerhalb des Gaumenbogenrandes ist die Analgesie bereits deutlich geringer, an der Wangenschleimhaut ist die praktisch nicht vorhanden, wenn von Lu 11 und Di 4 allein ausgegangen wird. In ganz tiefen Bereichen, die schon in den Hypopharynx oder gegen den Zungengrund hinunterreichen, ist ebenfalls von diesen beiden Punkten keine ausreichende Analgesie mehr gegeben. Sie kann jedoch durch die Gabe von Di 1 augenblicklich oder sehr rasch hervorgerufen werden. Wir müssen also annehmen, daß manchesmal mehrere Areale von ein und demselben Analgesiepunkt aus überschnitten werden. Interessant, daß, trotzdem die Analgesie relativ jung ist, diese Kombinationen schon in den alten überlieferten Behandlungsformen drinnen stecken.

Laryngitis

Hier haben wir auch eine Reihe von Punkten bereit; hier ist es als Leitpunkt Lu 11, sowie KG 16, evt. 16a, G 20, B 22 und H 5, die in erster Linie in Frage kommen. Ferner werden wir bei der Laryngitis, wenn sie mit einer Tendenz zur Heiserkeit, oder chronischer Heiserkeit überhaupt, einhergeht, gerne auf M 10, KG 20, Di 4 und N 1 allenfalls zurückgreifen können. Bei chronischer Heiserkeit kommt KG 17 in Gold meist noch dazu.

Ein Kapitel, das immer wieder gebraucht wird in der Akupunktur, sind teilweise oder einseitige Lähmungen der Stimmbänder. Hierfür sind die Punkte H 5 und M 40 in Gold maßgeblich, so wie ganz besonders die N 1. Unklare, meist juckende oder prickelnde Gefühle im Bereich des ganzen Kehlkopfes, können nicht selten von 3 E 3 positiv beeinflußt werden.

Chronischer Schnupfen

Wie Sie wissen, ist der akute Schnupfen nur sehr beschränkt der Akupunktur zugänglich. Nur für eine ganz kurze Zeit, etwa 20 Minuten, kann er, meist ausschließlich von Di 4, üblicherweise in Gold, am Auftreten verhindert werden. Weit häufiger tritt uns der chronische Schnupfen entgegen. Bei dem ist ebenfalls Di 4, Di 20, seltener 2 und 3 maßgeblich an der Punktezusammenstellung beteiligt, ferner ist es G 3 und die Punkte B 1, 2, seltener 3. Auch die Punkte des Lenkergefäßes LG 22, 23, evt. 25

kommen hier zum Tragen. Beim chronischen Schnupfen sind aber ganz besonders wirksam die Punkte G 1, und 2, M 6, dieser in Gold, sowie LG 19.
Andere Punkte verwenden wir in der Behandlung des

Heuschnupfen

In diesem Falle werden insbesondere Stoffwechselpunkte ganz allgemein verwendet. Die Behandlung, wenn sie in Zusammenhang ist mit Pollen, Allergien und ähnlichen Dingen mehr, sollte frühestens im Februar begonnen werden und bis zur Blütensaison in größeren Abständen durchgehalten werden. Ein Effekt ist hier im Moment nicht abzusehen, sondern kann erst nach Abschluß der Blütensaison wirklich festgehalten werden. Außer den wesentlichen Punkten, die das Grundgerüst bei der Behandlung des Heuschnupfens bilden, sind außerdem noch Lu 7 und 11 wertvoll, seltener die Punkte M 2, 3 und 6, Di 4 ist sicher auch dabei. Bei Erkrankungen der Nase ist, neben den bekannten Punkten, manchesmal noch zusätzlich etwas zu tun. So bei Nasenschleimhäuten, die zur Austrocknung neigen, ist B 64 in Gold gegeben ein Punkt, der das meist verhindern kann. Die dauernd verlegte Nase, soferne nicht Polypen daran schuld sind, kann sehr wohl neben den bekannten Punkten Di 19 und 20 mit H 7, LG 19, sowie manchesmal mit B 67 angegangen werden.

Nasenbluten

Dieses Nasenbluten ist nicht das aus sonstigen Gründen auftretende, sondern in erster Linie das Nasenbluten, das im Gefolge von Schnupfen oder während eines Schnupfens auftritt und das wir in der Akupunktur insbesonders vom Lenkergefäß her angehen. Hier sind es die Punkte LG 14, 22, 23 und 24, die eine bedeutende Rolle spielen. Erst dann kommen die Punkte Di 2, 3, 4 und 6, weniger wesentlich sind die Punkte des Herzmeridians, insbesondere H 7, ganz selten noch Punkte vom Blasenmeridian 54, 64 und 67. Tritt dieses Nasenbluten bei entzündlichem Geschehen in der Nase auf, so ist LG 24 der maßgebliche Punkt dafür.

Asthma bronchiale

Die Basispunkte haben wir schon durchgenommen und ich möchte einige Variationen hier mit Ihnen besprechen. Man kann statt der üblichen Punkte Lu 7 und Lu 9, die meist in Gold gegeben werden, auch gelegentlich, wenn Sie damit nicht den gewünschten Erfolg sehen, den Punkt 3 E 5 dafür verwenden. 3 E 5 ist einer unserer Hauptumstimmungspunkte, er ist der Hauptpunkt für die Behandlung aller rheumatischen Zustandsbilder. Auch hier wirkt er im Sinne der Umstimmung und diese Umstimmung ist beim Asthma mitunter sehr nötig. Es kann auch sein, daß man einfach die

Blutbildung anregen muß, um mit einer erhöhten Menge von Blutkörperchen eine bessere Ausnützung der Sauerstoffzufuhr zu erreichen. In diesem Fall wird man an Punkt B 39 zu denken haben. Nicht selten ist auch eine Sinusitis schuldtragend an dem asthmatischen Geschehen. Hier sind die wesentlichsten Punkte durchaus bekannt, es ist dies Di 4, 19 und 20 sowie der Point de MERVEILLE und der Punkt B 2, seltener B 1. Dazu kommen noch die Punkte G 3 und manche andere, die wir schon im Text bei der Sinusitis besprochen hatten. Schließlich und endlich sind auch chronische Pneumonien in der Lage, so ein Asthma entstehen zu lassen oder es zu unterhalten. Pneumonien, die meistens ohne äußere Zeichen vor sich gehen. Die Punkte dafür sind in erster Linie Lu 7, KG 17 und B 17, seltener noch wird G 40 hinzugegeben. Man beobachtet dann meist ein kurzes Aufflackern dieser Pneumonien, oft auch mit Fieber und dadurch wird der Prozeß quasi in Gang gebracht und die Rückwirkung auf das Asthma ist meist eine günstige.

Beim Asthma kommen aber noch Gedanken aus der klassischen Akupunktur zum Tragen. Man sieht manchesmal, insbesondere bei Kindern, die nicht oder kaum auf übliche Akupunktur ansprechen, noch eine weitere Möglichkeit. Wie Sie wissen, ist Dickdarm und Lunge nach den Gesetzen der Akupunktur zueinander in Beziehung stehend. Diese Beziehung ist nicht rein willkürlich, findet auch in der sogenannten Ausscheidungsregel deutliche Beachtung und zeigt sich vornehmlich in der Praxis. So erweist es sich als notwendig, manchesmal gegen übliche Akupunktur resistenten Kindern die Appendix entfernen zu lassen. In diesem Fall sieht man folgendes: die Kinder haben wohl, nach durchgeführter Operation mehr oder minder unverändert ihre asthmatischen Beschwerden. Setzt jedoch nunmehr eine gezielte Akupunkturbehandlung, unter Umständen sogar mit den gleichen Punkten wie vorher ein, dann sieht man einen relativ raschen Verlauf, und zwar nach der positiven Seite. Solche Fälle kommen in der Praxis relativ häufig vor, es ist also notwendig, neu in die Behandlung eintretende, asthmatische Kinder nach Blinddarmoperationen zu befragen, sofern man das bei der Untersuchung nicht deutlich schon erkennen kann. Ähnliche Verhältnisse, aber in weit geringerer Zahl, bestehen auch bei Tonsillen, wobei nicht immer ausschließlich eine Eiterung derselben maßgeblich sein muß. Auch die Häufigkeit durchgemachter Anginen ist in diesem Fall von Bedeutung. Ebenso wie bei der Appendektomie sieht man dann, nach der Tonsillektomie allein, keine Änderung des herrschenden asthmatischen Bildes, jedoch nach wenigen Behandlungen tritt auch hier eine deutliche Besserung auf. Dies bringt uns zu Gedankengängen der Blockierung der Akupunkturwirkung durch vorhandene Herde, oder aber durch Organe, die auf direktem oder indirektem, sprich energetischem Wege, mit dem Grundleiden in Verbindung stehen. Solche Vorgänge sind nicht selten und müssen daher immer wieder, insbesondere bei Fällen, die nicht in üblicher Weise den therapeutischen Erfolg aufweisen, angestellt werden.

Ferner gibt es eine Form des Asthma, bei der immer eine Beteiligung der oberen Luftwege zu sehen ist. Hier handelt es sich meist um relativ geringfügige Rötungen in den hinteren Rachenabschnitten. In diesen Fällen sind die Punkte Di 20, LG 22 und 23, seltener 19, sowie B 58 maßgeblich zur Behandlung. Sie werden einzeln mit den üblichen Punkten der Asthmabehandlung kombiniert verabreicht.

Spastische Bronchitis

Diese unterliegt auch bei älteren Personen behandlungsmäßig etwa denselben Vorgängen wie das Asthma, jedoch kann man manchesmal noch ganz besondere Faktoren dabei sehen. So zum Beispiel einen dauernden Hustenreiz, der, wenn auch erst nach mehrmaligen Hustenstößen, dennoch Sekret fördert. In diesen Fällen ist der Punkt Lu 5 als Hauptpunkt anzusehen, gefolgt von KG 21 und 22. Tritt der Husten in Form von Krämpfen oder anfallsartigem Husten auf, ist B 39 der leitende Punkt, vergesellschaftet mit LG 11a sowie Lu 11 und unterstützt von den Punkten N 3, Le 2 und MP 5. Der Keuchhusten als solcher kann nur sehr mäßig mit Akupunktur angegangen werden, als Nichtkinderarzt fehlen mir da die nötigen Erfahrungen.
Noch etwas zum Kapitel Respirationstrakt:

Husten

Der Husten wird vor allem auch angegangen durch den Punkt LG 11a sowie durch den Punkt KG 22. Im allgemeinen werden noch folgende Punkte verwendet: KG 17, KG 14, Lu 9, Lu 6, M 12, M 14, M 15, M 16, M 36, M 18, M 11, Di 13, Dü 2, N 5, N 1, N 25, B 11, B 15 und MP 14. Bei anfallsartigem Husten empfehlen sich KG 19, KG 17, KG 14. N 26, N 23, Le 14, MP 14, Lu 6, Lu 4, Gb 18, B 37, B 14 und B 17.

Bei veraltertem Husten muß man an Weiterungen denken, die aus einer Schwäche herkommen können und dann bewähren sich die Punkte B 12, 13, M 12, M 14 sowie Di 10. Eventuell noch Lu 11 und B 10. Bei chronischer Bronchitis wird wegen Beförderung des Schleimes B 13 gegeben, M 40 und unter Umständen ein Punkt, der an der Spitze der Zunge gelegen ist. Besteht ein Husten unaufhörlich, schwächt dies den Patienten, verschlimmert sich durch Kälte und geht einher mit einer Lungenstauung, dann verwenden wir hauptsächlich B 13 in Gold, Lu 1 und Lu 5 in Silber. Besteht dabei reichlicher Auswurf und sind die Hustenanfälle krampfartig, dann geben wir noch 3 E 3 in Gold und Lu 11 in Silber. Ist der Husten hingegen trocken, gibt man den KS 7 in Gold und den B 13, KG 5 und 3 E 5 in Silber. Besteht eine starke Dyspnoe, geben wir Lu 9 in Gold, B 12, 17 sowie KG 17 in Silber. Besteht ein trockener Krampfhusten mit Heiserkeit, geben wir KG 16 und Di 4 sowie H 9 in Gold, B 15 und 60 sowie N 4 in Silber. Bei Husten, der zu starken Erschöpfungszuständen führt und mit einer

Bronchopneumonie einhergeht, bewähren sich B 13, H 3 und 9 in Gold, Lu 1, 5 und 7 in Silber. Handelt es sich dabei um einen schon chronischen Zustand, füge man noch B 39 in Gold und M 36 in Silber hinzu. Beim anfallsartigen Husten älterer Menschen gibt man den 3 E 15 in Gold, KG 19, B 39, N 3 und 26 sowie M 16 in Silber. Besteht bei einem Husten eine starke Schleimproduktion, feuchte Rasselgeräusche und sehr starke Expektorationen, die bis zum Erbrechen führen, dann verwenden wir 3 E E 15 in Gold, N 4 und 27, KG 16 und 12 sowie Di 11 in Silber.

Handelt es sich um einen nervösen Husten, dann geben wir KG 6 in Gold, KG 15 und 20 sowie B 15 und Di 2 und 3 in Silber. Handelt es sich um einen trockenen, spastischen Reizhusten werden Di 4 in Gold und KG 20, B 22 und Le 2 in Silber meist rasch Abhilfe schaffen können.

Husten der insbesondere in Verbindung mit Nahrungsaufnahme auftritt, wird über B 17 meist günstig beeinflußt. Tritt so ein Husten fast ausschließlich nach Trinken, aber nicht unbedingt kaltem Trinken auf, dann ist Lu 9 der führende Punkt.

Pleuritis

Bei den Restzuständen nach einer Pleuritis ist B 11 der leitende Punkt. Er wird unterstützt durch B 17, durch H 3 und 9, selbstverständlich auch durch Lu 5 und 11. Seltenere Punkte bei dieser Behandlung sind Dü 4, 2 und 11, sowie M 40 und MP 9. Bei der Behandlung einer Pleuritis ist wichtig, daß man manchesmal Restformen einer Pleuritis vor sich sieht und die Behandlung aber irrtümlicherweise anfangs als eine solche der Interkostalneuralgie vornimmt. Daher, wenn kein entsprechend deutlicher Befund vorliegt, ist bei der Behandlung dieser manchesmal daran zu denken, sofern einige gezielte Behandlungen keinen Effekt gebracht haben, daß man es vielleicht mit einem Restzustand einer Pleuritis zu tun haben könnte und ist daher auf diese Behandlungsform überzugehen. Umgekehrt kann es vorkommen, daß bei der Behandlung einer Pleuritis, die eindeutig verifiziert wurde, trotzdem insbesondere die lokalen Punkte der Interkostalneuralgie zusätzlich zum Tragen kommen werden.

Dyspnoe

Die Behandlung der Dyspnoe, sofern sie nicht durch ein Emphysem, durch Mangel an Training oder altersmäßig hervorgerufen ist, so wie ferner nicht durch entsprechende Erkrankungen der Lunge wie Tbc oder ähnliches, kann manchesmal recht gut mit Akupunktur gemacht werden. Wieder sind es die schon bekannten Punkte B 17 und die auch schon bei anderen Indikationen in diesem Bereich verwendeten Punkte Di 3, 2, N 2, sowie M 36 und M 40. In diesen Fällen kann man eine bessere Atemleistung hervorrufen. Man kann eine solche Atemleistung auch hervorrufen durch

Stärkung der auxillären Atemmuskulatur. Dies geschieht meist über allgemeine Punkte, insbesondere über den Hauptpunkt der Muskulatur, G 34, sowie den allgemeinen kräftigenden Punkt M 36. Entsprechende Versuche von BERGSMANN zeigten da ermutigende Ergebnisse.

Ein anderes Gebiet stellen die Erkrankungen der Haut dar.

HAUT

Dermatosen

Alle Dermatosen werden insbesonders über Stoffwechselpunkte behandelt. Sind eitrige Effloreszenzen da, kommen die Punkte KG 9 und B 11 in Frage, aber auch hier gilt in den Fällen, wo man mit üblichen Punkten nicht weiterkommt, die Möglichkeit der Umstimmung über 3 E 5. Der Pruritus, der besonders lästig ist, wird insbesondere von Le 9 und 6 sowie Dü 3, Di 10 und 11 sowie B 13 und 62 angegangen. Dieser B 62 kommt insbesondere dann zum Tragen, wenn es sich um ein Bild wie Furunkulose, Impetigo usw. handelt. B 62 wird hier als Kardinalpunkt, als Wundermeridianpunkt verwendet, **Achtung**! es kann also hier starke Reaktionen geben.

Herpes Zoster

Eine äußerst lästige Erkrankung stellt der Herpes Zoster dar, den man üblicherweise nicht sofort nach Auftreten mittels Akupunktur behandeln sollte. Man wartet mindestens 2 Wochen zu, bevor man die Akupunktur einsetzt. Die Behandlung des Herpes Zoster ist relativ einfach, wenn Sie so wollen und im wesentlichen lokal. Man sticht paravertebral, etwa im Verlaufe des Blasenmeridians, eine Goldnadel ein und ebenfalls im zentralsten Punkt aller Effloreszenzen, aber **nicht** in die Effloreszenzen selbst, das heißt, stehen diese Effloreszenzen gruppiert in einer bestimmten Zone und diese Gruppierung ist die größte sichtbare, dann gibt man auf den Teil normal erscheinender Haut, etwa in der Mitte der größten Gruppierung, eine Goldnadel. Ansonsten werden um diese Gruppierungen von Effloreszenzen Kränze von Silbernadeln gestochen, wobei hier nicht einer übertriebenen Nadelanwendung das Wort geredet werden soll, sondern diese Kränze bescheiden sich in etwa 4–5 Nadeln rund um so ein Areal. Dieses kann natürlich jeweils gewechselt werden, und das nächste Mal kann eine andere Gruppe behandelt werden. Ist dieser Herpes Zoster schon alt, handelt es sich also um eine Zoster-Neuralgie, bei der Narben bestehen, so ist der Effekt von der Größe und Tiefe dieser Narben abhängig. Hier kann man ruhig auch einmal die Goldnadel mitten in die Narbe hineinsetzen, ansonsten bleibt die Behandlungsform gleich wie bei den akuten Fällen.

Ekzeme

Für die Behandlung der Ekzeme ist in erster Linie wieder das Gebiet der Stoffwechselpunkte zuständig. Es ist ferner darauf zu verweisen, daß bei dem Punkt B 54 manchmal sogar mit einer eigenen, mit einem Haken versehenen Nadel, einige Tröpfchen Blut zum Austritt gebracht werden können, ja sollen. Bei Ekzemen ist immer zu unterscheiden, ob sich die Haut heiß anfühlt, bzw. der Patient über ein Hitzegefühl dabei klagt. Ist dies der Fall, so ist unbedingt der Punkt 3 E 5 einzuschalten. Ansonsten kommt bei der Behandlung der Ekzeme noch besondere Bedeutung dem Punkt Di 11 zu, sowie Dü 3, KS 7 und M 45, Di 11 und M 45 üblicherweise in Gold.

Bei Ekzemen, die mit einer verstärkten Schweißdrüsentätigkeit einhergehen und nachfolgend Blasenbildung zeigen, verwenden wir gerne folgende Punkte: B 54 und N 3 in Gold, B 58 in Silber. Außerdem werden meist nur 2 kleine Silbernadeln an den Rand des Herdes, wenn ein solcher vorhanden ist, eingestochen. Bei größeren Prozessen dieser Art – man findet diese Form des Ekzems meist an den Füßen oder insbesondere an den Händen – verwenden wir N 3 in Gold, Lu 7 in Silber, Di 4 in Silber, 3 E 5 in Silber und schließlich noch Dü 5 in Silber.

Ein anderes Gebiet in diesem Zusammenhang ist die Psoriasis.

Psoriasis

Die Psoriasis wird an sich als eine Art Erbkrankheit angesehen, die wohl erst in späteren Jahren zum Ausbruch kommen kann. Hierbei sehen wir ein recht eigenartiges Phänomen nicht selten. Nämlich, obgleich die Psoriasis streng genommen der Akupunkturbehandlung nicht zugänglich ist, sehen wir nach 2–3 Behandlungen ein deutliches Besserwerden all dieser Erscheinungen. Dies ist jedoch im Sinn einer Reaktion zu verstehen, ein durchaus passagerer Zustand, der auch dann passager bleibt, wenn man etwa nach der 2. oder 3. Behandlung diese aufgibt. Dieser positive Zustand für den Patienten wird gefolgt meist von einer ziemlich schweren, neuerlichen Aussaat. Daher können wir ruhigen Gewissens die Psoriasis nicht als eine Indikation für die Akupunktur darstellen. Macht man trotzdem einen solchen Versuch, um sich persönlich vom Gesagten zu überzeugen, so wird man als Hauptpunkt dafür B 13 in Gold, Dü 8 in Gold (dieser insbesondere, falls nicht in den Falten von Gelenken diese Psoriasis gehäuft auftritt) ferner den 3 E 5, sowie das große Gebiet aller Stoffwechselpunkte dazu verwenden.

Ein eigenes Kapitel sind Haarausfälle, also die Alopecia areata.

Alopecia areata

Bei diesem Krankheitsbild haben wir immer eine starke nervale Komponente zu berücksichtigen. So wird die Behandlung auch durchgeführt mit Verwendung möglichst zahlreicher Stoffwechselpunkte, insbesondere von B 54 in Gold, auch hier gilt wieder die Regel, diesen manchesmal ein wenig bluten zu lassen.

Mindestens genau so wichtig ist aber eine Regulation im Bereiche des vegetativen Systems bei solchen Fällen. Diese kann erfolgen entweder über den vegetativen Ausgleich mit KG 15, LG 19 unter meist gleichzeitiger Gabe der Punkte B 10 und G 20, als auch durch andere Kombinationen, die eventuell präziser auf dieses Gebiet hinsteuern könnten. Nur wenn die vegetativen Parameter immer mit berücksichtigt werden, ist mit einem positiven Behandlungsabschluß zu rechnen.

Auch bei ausgedehnten Fällen dieser Art sieht man in relativ kurzer Zeit das Auftreten von lanugoähnlichen Härchen. Es treten in Form von Inseln, die üblicherweise zwischen 1 und 3 cm Durchmesser betragen, an verschiedenen Stellen der Kopfhaut solche Haare auf, die sehr rasch bis zu 2 oder 3 cm Länge erreichen können. Diese gehen aber dann sicher wieder aus und werden später durch festeres, normaleres Haar ersetzt.

Die Alopecia areata liefert im allgemeinen recht gute Resultate, auch bei solchen Fällen, wo der Haarausfall nahezu oder ein ganz völliger ist. Jedoch sind diese Erfolge im allgemeinen nicht ewig anhaltend. Kommen die Patienten insbesondere in eine psychische Streß-Situation, kann sie sich neuerlich wieder manifestieren. Es wird dann auf dieselbe Art wieder behandelt und spricht auch im Wiederholungsfall relativ gut an. Natürlich sind die Behandlungszeiten von der Größe und Art des Haarausfalles sowie von der Haarart des betreffenden Patienten sehr abhängig. Unter 10–15 Behandlungen wird man kaum größere Resultate bemerken können, von Einzelfällen abgesehen.

Urtikaria

Hier ist es der Punkt B 14, der nicht selten eine bedeutende Wirkung entfalten kann. Er wird der leitende Punkt sein, unterstützen werden wir diese Behandlung mit den Umstimmungspunkten 3 E 5 und den Punkten Lu 7 und 9, die auf Schwellungen, Stauungen und ähnliche Dinge eine Wirkung zeigen. Natürlich werden auch hier Stoffwechselpunkte durchaus in Frage kommen, wie bei allen Erkrankungen der Haut überhaupt. Treten kleine Papeln oder Wärzchen auf, so können die manchesmal mit Dü 7 positiv beeinflußt werden. Bläschenartige Urtikaria kann nicht selten von G 30 aus angegangen werden, Erhebungen rötlicher Farbe, also Eruptionen der Haut, dafür ist 3 E 10 meistens wirkungsvoll.

Soviel über die Hauterkrankungen in Blickrichtung Auftretungsort und die verschiedenen Formen von Hautkrankheiten, die mittels der Akupunktur behandelbar sind.

Ein weiteres Kapitel, das sicher noch eine große Zukunft hat, sind die Störungen im Urogenitaltrakt.

UROGENITALTRAKT

Störungen der Regel aber auch Erleichterungen der Geburten

Hier haben wir allgemeine Punkte für den Genitalapparat und zwar LG 16, G 3 und MP 6 als Hauptpunkte. Ferner kann man dabei immer das TAE-MO hinzufügen, also G 26, 27, 28 sowie Le 13. Ferner gibt es noch ein paar Punkte, die man seltener braucht, die aber doch auch von großer Wirkung sein können, nämlich B 67, M 30, N 11 und 3 E 4.

Lokal gibt man in erster Linie LG 4, M 36 und B 31, das sind Punkte, die Sie schon kennen. Bestehen wehenartige Krämpfe im Uterus, ohne daß eine Schwangerschaft vorliegt, so sind L 3 und 6 maßgeblich, ferner B 62 sowie N 4. In zweiter Richtung sind es MP 5, 6 und 4. Wenn Sie, wie vorhin, eine Möglichkeit haben, so zahlreiche Punkte einzusetzen, dann gibt man sie nach folgendem Schema: Zuerst Punkte mit breiter allgemeiner Wirkung, dann Punkte mit allgemein regionaler Wirkung, dann Punkte mit allgemeiner lokaler Wirkung und schließlich spezifische, rein lokal wirkende Punkte. Das ist ungefähr die Graduierung, wie man die Punkte verwendet. Das kommt immer wieder in der Akupunktur vor, gilt nicht nur hier, sondern gilt immer dort, wo eine Vielzahl von Punkten angegeben wird, die an sich das vorgeschriebene Maß der Nadeln pro Sitzung, nämlich maximal 14, übersteigen würde. Bestehen Regelstörungen oder Störungen des Genitalapparates aufgrund von psychischen Alterationen ist die Kombination B 62–N 6 meist sehr erfolgreich. Tritt insbesondere während der Regel eine Reizblase auf mit Pollakisurie, verwendet man KG 2 und 3. Für den Fluor empfehlen sich die Punkte M 30 und N 11, für den sehr unangenehmen Pruritus vaginae haben wir insbesondere die Punkte Le 9 sowie KG 1 und LG 1 in unserem Repertoire. Der Vaginismus kann durch die stark krampflösenden Punkte Le 2 und 3 sowie den Dü 3 in seltenen Fällen, er ist ja nicht allzu häufig, positiv beeinflußt werden.

Impotenz und Frigidität

Bei diesen Fällen gibt es natürlich eine große Zahl von entsprechenden Nadeln. Hier muß man kraß unterscheiden zwischen der Impotenz des Mannes, das Grundgerüst dafür ist LG 4, 16, KG 6, M 30, N 11, MP 6 und natürlich B 31. Vor allem ist es aber beim Mann meist eine psychische Erwartungsangst und man tut gut, wenn man die in eine Erwartungsfreude umwandelt, indem man den Männern eine gewisse Karenzzeit auferlegt und in der Zwischenzeit mit den oben genannten Punkten agiert. Eine zweite Angst, die auftritt, ist die Angst jener, die ehebrecherische Tätigkeiten ausüben. Denen fällt nun im entscheidenden Moment ein, was die Gattin dazu sagen würde und hier kommen die stark psychisch ausgleichenden Punkte in Frage, die Sie ja alle kennen. Es kommt also, ich darf sie kurz noch einmal aufzählen, KG 15, LG 19, H 3, M 36, ferner die Punkte des

LG 1, 2 und 3 in Frage, aber erst, wenn die anderen Punkte nicht den gewünschten Erfolg gebracht hätten. Bei den Frauen ist diese Angst weit weniger im Vordergrund stehend, hier sind insbesondere hormonelle Störungen vorhanden, hormonelle Regulationsstörungen, die am besten mit G 3 sowie mit dem Meridian MP angegangen werden sollen und zwar besonders mit dem 4. und 6. Punkt. Die Erwartungsangst kann bei Frauen am besten über B 62 und 49 und selbstverständlich über 31 abgehandelt werden. Bei allgemeiner Antriebslosigkeit und unklaren Beschwerden im Bereich von Magen und Gallenblase können aber auch solche Erscheinungen auftreten. Seltenere Klagen hört man bei sexualen Übererregungen. Hier sind es insbesonders die Punkte LG 3 und 4, die in Frage kommen, N 11 und KG 2.

Beim Genitaltrakt verweilend, noch ein paar Punkte zur Behandlung der Prostata und der Prostatitis

Prostata und Prostatitis

Die Ergebnisse sind hierbei nicht eben spektakulär. Dennoch kommt es vor, insbesondere bei chronischer Prostatitis, daß solche noch erzielt werden können. Immer wird man sich gleichzeitig üblicher Behandlungsmethoden bedienen. Die Punkte, die hierfür infrage kommen sind insbesondere KG 4, LG 1, 2 und 3, sowie G 28. Ferner kann man über die Sexualpunkte auch eine Besserung erzielen, insbesondere über N 11 und M 30. Die physiologische Vergrößerung der Prostata in späteren Lebensjahren ist nicht Gegenstand einer Akupunkturbehandlung und kann auch nicht beeinflußt werden. Bei der Behandlung von Prostataerkrankungen ist immer zu fragen, ob nicht gleichzeitig allenfalls hormonelle Behandlungen stattfinden, da sonst sowohl die Akupunktur von denen gestört werden könnte, als auch, umgekehrt, die Hormonwirkung eingeschränkt sein könnte.

Geburt

Bei Geburten kann man, soviel wir bis jetzt wissen, durchaus in positiver Form eingreifen. Hierbei ist zu unterscheiden für die Vorbereitungszeit und während der Geburt selbst. Wir haben folgendes dabei zu beachten: Als Vorbereitung zur Geburt wird üblicherweise 3–4 Wochen vor dem errechneten Termin die Schwangere zu einer Untersuchung bestellt und bei der Gelegenheit werden ihr Punkte gegeben. Es sind dies meistens die Punkte B 67, eventuell B 64, N 6, evtl. N 8 und M 36, der für die Geburtshilfe eine deutliche Rolle spielt. Stark nervöse und ängstliche Schwangere können mit den entsprechenden Kombinationen entweder zusätzlich oder allein behandelt werden. Ganz anders ist der Vorgang während der Geburt. Hierbei trachtet man, den Geburtsverlauf zu beschleunigen, insbesondere die schmerzhafte Periode der Aufdehnung des Muttermundes rasch zu gestalten. In der Geburtshilfe gibt man zur Geburtsbeschleunigung auch folgende Punkte: Punkt 25 außerhalb der Meridiane nach BACHMANN, also links und rechts etwa 1 QF vom Nabel entfernt, dann N 4, N 8 und Di 4, wenn bei den Wehen stärkere Schmerzen, noch Bl 60 hinzufügen. Bei verspäteter Plazentalösung, wie bei Placenta accreta, wieder der 25. Punkt außerhalb der Meridiane, wieder N 4 und N 8, B 60, Di 4 und B 67.

Zur Erhaltung kräftiger Wehen bzw. zur besseren Ausnützung derselben, werden wohl auch die oben angeführten Punkte verwendet, jedoch kommt meist noch G 34 zur Kräftigung der Muskulatur hinzu. Es werden auch andere Punkte in diesem Zusammenhang genannt und zwar sind das in erster Linie die Punkte MP 4 und 5 seltener noch die Punkte vom Kreislaufmeridian her, wie KS 6 oder manchesmal auch Di 4. Entsprechende Untersuchungen über diese Möglichkeiten sind derzeit noch im Gange.

Die Gegend der Niere und Blase ist, wie schon erwähnt, der Akupunktur relativ am schlechtesten zugänglich. Daher werden wir auch in diesem Gebiet nur eine kleine Anzahl Punkte zu nennen haben und die Ergebnisse werden durchaus nicht ermutigend sein. Dennoch gibt es eine Indikation, die wir besonders hervorheben wollen, die fast immer positive Effekte gibt. Es handelt sich hierbei um die sogenannte Reizblase.

Reizblase

Bei Reizblasen verfahren wir üblicherweise folgendermaßen: Es werden zuerst die zuständigen Punkte in den Meridianen Niere und Blase gestochen, es sind dies hauptsächlich N 2, seltener 4, meist 6, ferner die Blasenpunkte 67, 65, 64, seltener 62, des weiteren die genitalen Punkte, insbesondere N 11. Bei Frauen in fortgeschrittenem Alter wird B 31 immer irgendwie in die Behandlung einzufügen sein. Da es sich bei der Reizblase sicherlich auch um starke psychische Überlagerungen handelt, werden solche Punkte auch dazu gefügt, und zwar insbesondere M 36 sowie die bekannte Kombination KG 15 und LG 19. Nicht vergessen sollen die Punkte auf dem Konzeptionsgefäß werden. Es sind dies insbesondere die Punkte 4, seltener 3 und 2, die fast immer in Silber gestochen werden, häufig auch der Punkt KG 6, der üblicherweise in Gold, zur allgemeinen Hebung des Turgors des betreffenden Patienten.

Chronische Pyelonephritis

Insbesonders bei der **chronischen Pyelonephritis** können manchesmal positive Effekte von G 25 aus erzielt werden, vor allem aber durch die Punkte des TAE-MO, also G 26–28 und Le 13.

Nierenkolik

Hier kann manchesmal ebenfalls der Punkt G 25 sowie KG 4 und N 3 sehr segensreich eingesetzt werden, wenn man aus verschiedenen Gründen nicht zu anderen krampflösenden oder schmerzstillenden Mitteln greifen will oder kann. Bei verminderter Harnausscheidung kommt dem Punkt N 1 und Le 3 sowie B 54 und M 36 manchesmal Bedeutung zu.

Inkontinenz

Inkontinenz, insbesondere die der Kinder. Hier sind die wesentlichen Punkte MP 6, den wir auch als N 8 kennen und die Punkte KG 3, N 2, Le 3, M 36, seltener MP 9. Bei Kindern kommt häufig oder fast immer noch der KG 6 in Gold dazu, sowie oft M 44. Die Erfolge der Inkontinenz sind variable und sehr häufig muß man diese Behandlung schon nach einigen Sitzungen abbrechen und sie mit den Hauptfakten der Angst verbinden, bzw. ersetzen. Erst im Zusammenwirken der beiden kommt man zu einem günstigen Effekt.

Zystitis und Urethritis

Bei der Behandlung der Zystitis und der Urethritis gilt dasselbe, was ganz allgemein über den Bereich von Niere und Blase zu sagen ist, also relativ geringe Effekte, relativ geringe Einsatzmöglichkeiten. Insbesondere bei chronischen Entzündungen werden wir aber doch manchesmal uns der Akupunktur bedienen müssen. Die Punkte, die für die beiden Erkrankungen in Frage kommen, sind insbesondere KG 4 und 6, N 2, 4, 6, 7, evtl. 8, die B 27 seltener 28, in Einzelfällen G 37 und manchesmal Le 2 und 3. Wie gesagt, große Erfolge sind bei diesem Krankheitsbild üblicherweise nicht zu erwarten.

Es wurden nun in Ergänzung einige Krankheitsbilder der „Einführung" erweitert dargestellt, andere neu aufgezeigt. Zum Teil wurden auch Erkenntnisse der Akupunktur-Analgesie sowie persönliche Erfahrungen aus China eingebaut. Der Rahmen wurde absichtlich enger gehalten, um Raum für persönliche Überlegungen in genügendem Maße zu lassen.

VIII. KAPITEL

Pulslehre

Allgemeine Bemerkungen

Bei der Pulslehre handelt es sich um 2 verschiedene Faktoren:
a) das Erfassen der Pulslokalisation und der Pulsqualität an den 6 Taststellen in verschiedener Höhe, nämlich oberflächlich und tief, und
b) um die Verwertung der aus dieser Pulstastung erflossenen Befunde
Zuerst noch ein paar Bemerkungen zu a):

Wie Sie wissen, handelt es sich um genau determinierte Stellen, die in Form eines Schemas allgemein geläufig sind und es handelt sich um die Möglichkeit, den Puls in einer oberflächlichen Qualität und in einer tiefen Qualität an den 3 verschiedenen Stellen beiderseits zu erfassen: Dies geschieht dadurch, daß jeweils 3 Finger und zwar Zeigefinger, Mittelfinger und Ringfinger der linken und rechten Hand auf die entsprechenden Stellen auf dem Arterialrohr des Patienten aufgesetzt werden und zwar so, daß der Mittelfinger auf die Apophysis radii zu ruhen kommt. Beim Patienten, der dem Untersucher gegenüber sitzt, liegen dann der Zeigefinger unterhalb dieser Apophysis radii, distalwärts, also Richtung Finger, während der Ringfinger proximal davon liegt, also Richtung Körper. Sodann wird nun mit kräftigem Druck der Puls an allen Stellen unterdrückt, etwas nachgelassen und nun in der tiefen Position der Puls zu tasten versucht. Das gleiche geschieht umgekehrt durch Nachlassen des Druckes soweit, bis keinerlei Pulsanschlag mehr an den Fingerbeeren wahrgenommen wird, leichtes Zudrücken derselben, dann ist die oberflächliche Position im Griff. Dies bezieht sich nur auf die Höhe, in der man einen Pulsbefund fassen will und auf die Lokalisation. Es sagt noch nichts über die Qualität des dort ertasteten Pulses aus.

Hauptpulsqualitäten

Grobschematisch kann gesagt werden, daß der YANG-Puls auf einer annähernd quadratischen Fläche kräftig, etwa wie ein Picken, auf die Fingerbeere anschlägt, während der YIN-Puls ein eher rechteckiges, schmäleres, aber längeres Areal erfaßt und die Pulswelle über die Fingerbeere darüberhuscht, ohne ein richtiges Punctum maximum zu haben.

Achtung! Es ist wichtig, daß die Unterscheidung in YANG oder YIN-Meridiane bzw. Positionen nichts über den zu erwartenden Puls aussagt. Das heißt, es kann ein YANG oder YIN-Organ entweder einen normalen Puls aufweisen oder einen YANG-Puls oder einen YIN-Puls im Falle etwaiger

Veränderungen. Diese Pulse sind nicht von der ursprünglichen Funktion des betreffenden Meridians als YANG oder YIN-Meridian abhängig. Das heißt, ein YIN-Meridian kann sich sehr wohl im YANG- oder YIN-Zustand befinden und ein YANG-Meridian kann sich im YANG- oder YIN-Zustand befinden. Anfangs ist die größte Schwierigkeit die Erfassung der normalen Werte, die in etwa in der Mitte der beiden vorhin genannten Extreme palpatorisch liegen. Man müßte sie also folgerichtig beschreiben als ein Rechteck mit etwas längeren Schenkeln in der vertikalen Ebene und mit einem Anschlag der Pulswelle an die Fingerbeere, der wohl eher ein leichter ist, aber dennoch ein kleines Punctum maximum hat.

Generelle Unterscheidung

Wir unterscheiden allgemeinen YANG-Zustand, wenn die Pulse der rechten Hand oberflächlich und tief über die der linken Hand dominieren, das heißt wenn sie irgendwie kräftiger oder deutlicher sind, sie müssen nicht im entsprechendem Extremzustand YANG oder YIN befindlich sein.

Ist es umgekehrt, also überwiegen die Pulse der linken Hand über die der rechten, handelt es sich um eine grundsätzliche Neigung zum YIN. Etwas ähnliches ist auch mit dem groben Vergleich oberflächlich und tief zu machen. Wir wissen, daß die Oberflächenpulse dem Yang zugeordnet sind, ohne daß sie im YANG-Zustand sein müssen und daß die tiefen dem YIN zugeordnet sind, ohne daß sie unbedingt im YIN-Zustand sein müssen. Hat man nun den Eindruck, daß die Pulse an der Oberfläche besser tastbar sind, im allgemeinen, das heißt an allen 6 Positionen irgendwie deutlicher sind, als die in der Tiefe, dann handelt es sich ebenfalls um eine generalisierte Tendenz zum YANG. Ist es umgekehrt, dann handelt es sich um eine Tendenz zum YIN. Auch nach den Positionen kann man das vergleichen. Überwiegen oberflächlich und tief die Pulse an der 1. Position gegenüber denen an der 3., so handelt es sich um einen YANG-Zustand, ist es umgekehrt, dann handelt es sich um einen YIN-Zustand.

Spezielle Pulse

Neben diesen hauptsächlichsten Unterscheidungen der Pulsqualität gibt es noch eine Reihe von speziellen Pulsen, bzw. von speziellen Hinweisen, die daraus erfließen können. Eine haben wir schon besprochen, es handelt sich um die sogenannten Flankenpulse, das heißt, wird der Finger etwas um die Achse des Gefäßrohres gedreht, so kann an der Seite dieses Pulses ein anderer Eindruck links und rechts bzw. lateral und medial empfangen werden. Diese Flankenpulse spielen eine Rolle bei der Erfassung einseitiger Zustände oder bei unpaarig angelegten Organen. Grobschematisch ist es so, daß der Flankenpuls auf der Seite härter sein kann, also links oder rechts, die dem Organ entspricht bzw. die ihm nicht entspricht. Die Flankenpulse haben eine Bedeutung bei der Grand Piqûre und wurden dort schon abgehandelt.

Darüberhinaus gibt es aber eine ganze Reihe von speziellen Pulsen: Ich möchte zuerst die wichtigsten Hauptqualitäten der Pulse besprechen. Es gibt deren 4:

1. die oberflächliche, chinesisch FU genannt. Sie ist am besten zu umschreiben mit dem Begriff, der Puls fühle sich an wie ein Stück Holz, das auf Wasser schwimmt. Hierbei handelt es sich um einen YANG-Zustand, also der Druck, den man ausübt, kommt von unten zurück.

Der 2. Puls, der als CHEN beschrieben wird, und den wir als tiefen Puls bezeichnen wollen, ist im Gegenteil, original verglichen wie ein Stein, der ins Wasser fällt, also dem Druck erfolgt kein wesentlicher Gegendruck, oder erst sehr spät. Dies ist ein typischer YIN-Puls.

An 3. Stelle steht eine Kombination mit der Atmung. Wir haben hier den Puls CHIH, der als langsamer Puls beschrieben wird und zwar langsam deswegen, weil während eines Atemzuges des Patienten nur 3 Anschläge an der Fingerbeere gezählt werden können.

Das Gegenteil davon ist der Puls CHIN, der schnelle Puls, der bis zu 6 Anschlägen an die Fingerbeere pro Atemzug zeigt. Als Norm werden von den Chinesen 4 Pulsschläge für einen Atemzug angegeben.

Des weiteren wird noch eine ganze Anzahl von sekundären Qualitäten besprochen.

Als erste ist die Qualität HUA anzuführen, darunter verstehen wir einen schlüpfrigen Puls, der am besten dadurch zu beschreiben ist, daß sich der Puls angreift, wie kleine Kieselsteine, die dauernd unter den Fingern wegrollen.

Der nächste Puls ist SE, der kleine Puls, darunter versteht man einen Puls, in der Originalbeschreibung, der sich zart anfühlt, langsam schlägt und sich wie Splitter von Bambus angreift.

Der nächste Puls, mit dem wir uns befassen müssen, ist HSÜ, das heißt leer, er ist ein langsamer Puls, relativ breit an die Fingerbeere anschlagend und leicht unterdrückbar.

Der nächste Puls, den wir kennen lernen ist der Puls SHUH, es ist dies ein voller Puls, er ist breit, etwas gespannt und ist in der oberflächlichen und tiefen Position gleichermassen tastbar.

Der nächste Puls, der uns interessiert, ist CHANG. Das bedeutet der lange Puls, er ist weder groß noch klein, nur der Anschlag an die Fingerbeere ist gegenüber dem üblichen verlängert.

Das Gegenteil zu ihm ist TUAN, der kurze Puls, der kaum Fülle zeigt, sondern den Finger nur ganz kurz berührt und gleich wieder verschwindet.

Der nächste Puls heißt HUNG, er ist der überfließende Puls, er wird beschrieben als voll, hüpfend, und die Pulswelle ist mit einem starken

Anstieg und einem langsamen Abklingen verbunden. Das heißt, beim Anschlag an die Fingerbeere schlägt er proximal stark an und sinkt dann in einer Art Sinuskurve langsam ab.

Der nächste Puls, das Gegenteil mit dem wir uns befassen wollen ist WEI. Wei heißt fadenförmig. Dieser Puls ist wahnsinnig dünn, weich und furchtbar leicht zu unterdrücken.

Der nächste Puls ist der Puls CHIN. Das heißt gespannt, er ist hart und voll wie eine straff gespannte Schnur.

Ein weiterer Puls ist HUAN. Huan ist der langsame Puls, das heißt 3 Schläge pro einem Atemzug, gleichmäßig, kräftig und wird beschrieben wie Weidenzweige, die sich in einer sanften Brise wiegen.

Der nächste Puls der uns interessiert, heißt KUNG, er ist der hohle Puls, er ist oberflächlich, weich und hohl, wie lockere Zwiebelschalen. Das ist ein guter Vergleich, wenn man Zwiebelschalen mit der konvexen Seite nach oben auflegt und dann jene Tastung an ihnen durchführt, bekommt man einen Begriff für diesen Puls Kung, den hohlen Puls.

Das Gegenteil davon ist der Puls HSIEN. Hsien ist ein straffer Puls, er ist wie eine Violinsaite.

Der nächste Puls KE, ist der harte Puls, er ist am ehesten zu vergleichen mit dem Fell einer Trommel, das heißt, wenn man eine Trommel berührt, hat man zuerst den Eindruck von Härte, erst wenn man den Druck ein bischen verstärkt, dann kommt die Elastizität dieses Fells der Trommel zum Tragen, dieser Vergleich ist sehr geeignet. Die anderen Pulse sind zum Großteil nicht wichtig, ich möchte sie nur der Vollständigkeit halber hier erwähnen:

Es ist dies der Puls LAO. Der Puls Lao ist ein fadenförmiger Puls, der meist in der Tiefe gefunden wird und durchaus stark sein kann und etwas straff wirkt.

Der nächste Puls ist der Puls JU. Puls Ju ist der weiche Puls, er ist ganz oberflächlich und fein und wird verglichen mit dem Gefühl, das man hat, wenn man einen Faden, der im Wasser schwimmt, berührt.

Der nächste Puls JO ist der schwache Puls, er ist sehr zart, relativ tief und verschwindet bei geringstem Druck, er ist furchtbar schwer darzustellen.

Der Puls SAN hat manchesmal Bedeutung, denn das ist ein Puls, den wir vielleicht als zerstreuten Puls bezeichnen können, das heißt man hat den Eindruck, er hat nicht ein Punctum maximum, sondern mehrere, die sich unter dem Druck der Fingerbeere auseinanderteilen.

Der nächste Puls ist HSI. Hsi ist der schlanke, dünne Puls, der kaum je getastet werden kann, er ist noch dünner als der Jo-Puls und könnte wie ein Seidenfaden, im Wasser schwimmend, bezeichnet werden.

Der Puls FU, ist der sogenannte verborgene Puls, er liegt ganz tief in der Muskulatur und ist, wenn überhaupt, nur bei stärkstem Druck in den tiefen Positionen tastbar.

Der Puls TUNG ist der zitternde Puls, der Puls Tung ist schnell und stoßartig und wird verglichen mit rollenden Erbsen.

Der nächste Puls heißt TSU und ist der rennende, der laufende Puls, das ist ein Puls, der sehr schnell geht, zahlenmäßig, und gelegentlich eine Extrasystole aufweist.

Sein Gegenteil ist der Puls CHIEH, der intermittierende Puls, der ist ein langsamer Puls, ebenfalls mit gelegentlichen Extrasystolen.

Und schließlich haben wir noch den Puls TAI, den unregelmäßigen Puls, er ist zitternd und hat eine ganz unregelmäßige Schlagfolge.

Unschwer kann man nun diese genannten Pulse dem Yang- oder YIN Bereich zuteilen:

So haben wir schon gesagt, daß ein Puls
Fu Yang ist,
Chen ist Yin
Chih, der langsame Puls mit 3 Pulsschlägen pro Atemzug ist im allgemeinen Yin,
Chin, der schnelle Puls mit 6 Schlägen pro Atemzug ist Yang
Hua, der schlüpferige Puls ist meist ein Yang-Puls,
Shi oder der kleine Puls ist ein Yin-Puls, der
Hsü-Puls ist ein Yin-Puls, der
Chieh-Puls ist ein Yang-Puls, der
Chang-Puls ist ein Yang-Puls, der
Tuan-Puls ist ein Yin-Puls, der
Hung-Puls ist ein Yang-Puls, der
Wei-Puls ist ein Yin Puls, der
Chin-Puls ist ein Yang-Puls, der
Huan ist ein Yin-Puls, der
Kung ist ein Yin-Puls, der
Hsien ist ein Yang-Puls, der
Ke ist ein Yang-Puls, der
Lao ist ein Yang-Puls, der
Ju ist ein Yin-Puls, der
Jo ist ein Yin-Puls, der
San ist meist ein Yin-Puls,

der Hsi ist ebenfalls ein Yin-Puls, ebenso der Puls Fu,
der Puls Tung ist eher ein Yang-Puls, der
Tsu ist ein Yang-Puls, der
Puls Chieh ist ein Yin-Puls und der Puls
Tai kann das eine oder das andere sein.

Pulsbeurteilung Yang-Tendenz

Man kann nun von diesen Pulsen ganz allgemein, wenn man es beherrscht, gewisse Schlüsse schon bei der Tastung ziehen.
Wollen wir zuerst in die Richtung Yang sehen:

Ein langsamer Puls allein, weist oft hin auf eine Tendenz zum Zittern, das kann vorkommen bei Lähmungen, man sieht diesen Puls praktisch immer beim Morbus Parkinson.

Der schnelle Puls hingegen spricht davon, daß es sich beim Patienten um Aufregungs- und Erregungszustände handelt, meist als Folge von fieberhaften Erkrankungen oder bei gleichzeitigem Bestehen subfebriler Temperaturen. Findet man solche Spezialpulse oder Qualitäten generalisiert auf allen oberflächlichen Meridianen links und rechts, so können wir daraus wieder Schlüsse ableiten:

Ist also der oberflächliche Puls überall hart, dann spricht das ebenfalls für Erregungszustände und für stattgehabte fieberhafte Erkrankungen, ist er hingegen oberflächlich und weich, so ist eine Störung durch Blutung oder ein Mangel an Blut festzustellen. Ist er gespannt und oberflächlich, so hat das mit Krankheiten zu tun, die durch Kälteeinwirkung entstanden sind. Ist er oberflächlich und langsam, also die Qualität Huan, dann spricht das für ein rheumatisches Geschehen. Ist er oberflächlich und Ju, also ganz weich, so spricht das für übertriebene Hitzeeinwirkung, man findet solche Pulse üblicherweise bei Patienten mit Wärmestauungen. Ist er oberflächlich und Kung, also hohl, so haben wir es mit einer Hämorrhagie zu tun. Ist er oberflächlich und Hung, das ist also der überfließende Puls, so haben wir es mit einer allgemeinen Schlaffheit zu tun, wie sie häufig in der Rekonvaleszenz auftritt. Ist der Puls oberflächlich und Wei, das heißt fadenförmig, leicht unterdrückbar, so handelt es sich um eine allgemeine Müdigkeit, insbesondere nach übermäßiger Leistung.

Ist der Puls oberflächlich und Shi, also klein, so handelt es sich um Schwäche der Genitalfunktionen, die sowohl hormonell bedingt sein kann, als auch durch übertriebene sexuelle Anstrengungen. Ist der Puls oberflächlich und San, das heißt zerstreut, so handelt es sich um eine allgemeine körperliche und geistige Erschöpfung mit einer ausgesprochenen Neigung zum Kollaps. Ist der Puls hingegen oberflächlich und Hsien, das heißt straff, wie eine Saite, so handelt es sich fast immer um Indigestionen, also um Störungen seitens des Verdauungstraktes. Ist der Puls oberflächlich und Hua, also schlüpfrig, so handelt es sich fast immer um Erkrankungen, die mit deutlicher Schleimbildung einhergehen.

Dies sind die hauptsächlichsten Tendenzen zum Yang gewesen.

Pulsbeurteilung Yin-Tendenz

Die Tendenzen zum YIN sind das nächste Kapitel.

Wir haben hier die Pulse immer in der Tiefe zu tasten und können sie nur in der Tiefe links und rechts beurteilen.

Ist also der tiefe Puls zusätzlich noch langsam, so handelt es sich um einen Schwächezustand, ausgelöst durch Kälteeinwirkung, bzw. bei Menschen, die leicht frieren. Das Gegenteil, wenn der tiefe Puls mit einer schnellen Variante kombiniert ist, so handelt es sich um Hitzegefühle, um eine zu starke Funktion im Kreislaufsystem im allgemeinen.

Ist der Puls in der Tiefe zusätzlich noch gespannt, so müssen wir mit einer Neigung zu Koliken oder, im Falle von Fieber, mit Schüttelfrösten rechnen.

Ist der Puls in der Tiefe verlangsamt, so haben wir fast immer Stauungen oder Wasserretentionen vor uns.

Ist der Puls in der Tiefe außerdem noch schlüpfrig, so haben wir es wieder mit Indigestionen zu tun, mit Störungen des Verdauungstraktes, diesmal von der Yin-Seite her.

Ist der Puls verborgen, also ein Fu-Puls, so besteht eine Neigung zu Diarrhö und Erbrechen.

Ganz allgemein kann noch gesagt werden, daß die schlüpfrigen Pulse immer auf Störungen mit reichlicher Schleimproduktion hinweisen, schnelle und harte Pulse immer auf irgendwelche Zusammenhänge mit Hitzegefühlen hinweisen, während schnelle und weiche Pulse eine Neigung zur Abszeßbildung verraten.

Lokalisation von Spezialpulsen

Schließlich werden noch ein paar besondere Pulse an bestimmten Positionen mit eigenen Kriterien bedacht: Ist zum Beispiel an der Position 2 der rechten Seite der Puls schlüpfrig, so spricht das für eine Erkrankung mit reicher Schleimproduktion. Ist dies an der Position 1 auf der rechten Seite der Fall; so zeigt das eine Neigung für Erbrechen und Regurgitieren von Speisen an. Ist er an der 3. Position rechts schlüpfrig, so findet man im Stuhl meist Blut oder Eiter, bzw. besteht eine Kolitis. Ist der Puls an der 3. Position rechts klein und zart, muß mit einer okkulten Blutung gerechnet werden. Ist er an der 1. Position rechts klein und zart, so wird es sich um eine depressive Persönlichkeit handeln, ist er an der 2. Position rechts klein und zart, so wird die allgemeine Sekretion vermindert sein. Ist der Puls an der 1. Position rechts gespannt, so handelt es sich fast immer um hartnäckige Kopfschmerzen. Ist er dies an der 2. Position rechts, so sind diese Kopfschmerzen meist mit Nebenhöhlenentzündungen gepaart, die sich durch einen reichen Abgang von Schleim oder eine starke Schleimproduktion auszeichnen. Ist er an der 3. Position rechts (alles immer in der Tiefe) gespannt, so ist mit kolikartigen Beschwerden zu rechnen. Schliesslich haben wir noch etwas zu bedenken:

Pulsprognostik

Bei einer Reihe von Krankheiten kann mittels dieser Spezialpulse eine Prognostik angegeben werden. Diese Prognostik richtet sich nur danach, ob sie positive oder negative Aussagen macht. Ich darf dazu etwas sagen: sind die Pulse im allgemeinen an der Oberfläche langsam, zum Beispiel bei einer Apoplexie, dann ist die Prognose gut, sind die Pulse aber schnell und groß, dann ist die Prognose schlecht, das heißt es besteht die Gefahr eines weiteren Insults. Sind bei einer Diarrhö die Pulse tief, klein, schlüpfrig und schwach, dann ist die Prognose gut, sind sie hingegen stark, groß, insbesondere an der Oberfläche und dazu relativ schnell, dann ist die Prognose schlechter. Beim Erbrechen handelt es sich um folgende Prognosen: wenn der Puls an der Oberfläche schlüpfrig ist, dann ist die Prognose gut, findet man in der Tiefe jedoch schnelle, feine und kleine Pulse, so ist mit einer Blutung zu rechnen, die unter Umständen einen letalen Ausgang haben kann. Ist bei einer Brochitis der oberflächliche Puls klein, ist die Prognose gut. Ist hingegen der tiefe Puls verborgen und gespannt, so ist die Prognose sehr schlecht und es sind weitere spezielle Untersuchungen und Beobachtungen unbedingt nötig.

Wir sehen also, wie oft in der Akupunktur, daß man bei konsequentem Vorgehen, insbesondere aufgrund der Pulstastung, manchmal wie die Schalen einer Zwiebel, verschiedene solche Schalen abnehmen muß, bevor man an den harten Kern der Sache selbst herankommt und das erklärt auch die Notwendigkeit, die Pulstastung zu erlernen und durchzuführen, da man sonst aufgrund der Symptomatik allein manchesmal arg in die Irre gehen kann, bzw. ein Leiden nicht endgültig zu beseitigen in der Lage sein wird.

Allgemeine Pulsveränderungen

Ein mehr allgemeines Kapitel in dieser Hinsicht stellen Pulskombinationen dar, die praktisch alle Pulse betreffen und da möchte ich das Wichtigste gleich herausheben:

Wenn Sie einen Patienten vor sich haben, der an allen YANG-Organen, also sprich an allen oberflächlichen Pulstaststellen ausgesprochene YIN-Pulse hat und an allen Yin-Taststellen, also an allen tiefen, ausgesprochene YANG-Pulse hat, also eine Umkehrungstendenz aufweist, dann muß man daran denken, daß es sich hier um das klassische Bild einer vegetativen Dystonie handelt. In solchen Fällen wäre es sinnlos, die Pulse untereinander ausgleichen zu wollen, sondern man bedient sich hier der vegetativen ausgleichenden Punkte, als da sind: B 10, G 20, KG 15, LG 19 sowie nicht selten Le 13, um zuerst mal einen Ausgleich zu machen. Ist diese Konzeption richtig, dann sieht man meist schon während der Behandlung, daß die Pulse sich ändern und es gibt nun 2 Möglichkeiten: Entweder die Pulse harmonisieren sofort und man kann dann keine wesentlichen Unterschiede an allen Pulstaststellen mehr feststellen, oder aber es bleibt irgendeine davon noch zurück. Dann beginnt die Behandlung dieser Störung praktisch am Punkt 0 und wir müssen diese Störung, die in der Lage war, eine allgemeine Störung hervorzurufen, gesondert und gezielt angehen. Noch eine allgemeine Bemerkung ist dahingehend zu machen, daß eine isolierte Störung im Bereiche des 3 E immer wieder einer genauesten Nachforschung an den

Meridanen bedarf, die mit dem 3 E in direktem Zusammenhang stehen. Es sind dies in erster Linie von oben nach unten die Meridiane von Lunge und Herz, ferner die Meridiane von Dünndarm, Dickdarm, Leber, Gallenblase, MP und Magen sowie der Meridian der Niere. Der Meridian Kreislauf-Sexualität fällt ein wenig aus dem Rahmen und ist nicht unbedingt in diesem Fall ins Kalkül zu ziehen. Sind alle die genannten Meridiane in Normotonie, also im energetischen Gleichgewicht, dann handelt es sich um eine rein funktionelle Störung in allen oder einem der 3 Abschnitte, die vom Meridian des 3 E betreut werden. Handelt es sich aber gleichzeitig zum Beispiel um eine Störung im Bereiche des Magens oder um eine solche im Bereiche des Nieren- oder des Lungenmeridians beispielsweise, dann wird man diesen ganz besonders heranziehen und kann nun die Funktion des 3 E auf einen der 3 von ihm bestrichenen Teile des Organismus beschränken. Man wird sich dann in solchen Fällen zum Beispiel entsprechender Alarmpunkte bedienen, wenn es sich um einen schon längeren Krankheitszustand handelt oder über spezifische Punkte der Meridiane einen energetischen Ausgleich herbeizuführen trachten. Handelt es sich zum Beispiel bei einer Frau um einen ganz allgemeinen YANG-Zustand, dann muß man die hormonelle Seite ins Kalkül ziehen und entweder mit der Akupunktur oder besser im Zusammenwirken auch mit einem Hormonlabor trachten, diese sicher bestehende Störung ins Lot zu bringen. Umgekehrt können bei Männern mit einem Überwiegen der Yin-Funktionen Störungen des sexuellen Apparates dann in erster Linie über hormonelle Punkte abgehandelt werden und muß man das auch tun.

Kombination Yang-Pulse und Symptomatik

Besonderes Gewicht ist auf das Normalisieren der Pulse nach Nadelung zu legen. Hatten wir zum Beispiel in einem Falle einen YANG-Puls des Herzens und einen YANG-Puls im Bereiche des Dünndarms und an Symptomen den RHÖMHELDschen Symptomenkomplex, unregelmäßigen Herzschlag, Angstzustände, Neigung zu Blähungen, leichte Spasmen, insbesondere im Bereiche des Oberbauches usw. und wir haben den Patienten entweder nach der simplen Methode an beiden Sedativpunkten behandelt oder aber unter Einschaltung diverser Regeln, dann schauen wir uns vor Beginn der 2. Sitzung die Situation an. Hat sich sein Herzpuls zum Beispiel normalisiert, der Dünndarmpuls ist noch im YANG geblieben, so müssen wir rechnen, daß die Störung in erster Linie über den Verdauungsapparat geht und davon hervorgerufen wird und werden dann zum Beispiel auf den Punkt B,17 ausweichen, um über das Zwerchfell eine Regulation herbeizuführen. Oder aber wir werden andere Punkte des Verdauungstraktes heranziehen müssen, insbesondere solche, die mit der Krampflösung etwas zu tun haben, wie Le 2 und 3, um dadurch einen günstigen Effekt zu erzielen. Selbstverständlich wird der Sedativpunkt des Dünndarmmeridians weiter in die Behandlung eingebaut sein müssen, ja er wird sogar die wesentlichste

Rolle dabei zu spielen haben. Sehen wir bei der 3. Behandlung, daß diese Maßnahme nicht von Erfolg gekrönt war, dann muß man in diesen Fällen auf ein Wunder-Meridiansystem ausweichen, am empfehlenswertesten wird sich hier das Tchrong-Mo zeigen. Finden wir einen YANG-Zustand an Dünndarm und Blase, so wird das meistens vergesellschaftet sein mit Kopfschmerzen, insbesondere in den vorderen Schädelabschnitten. Ist hingegen Blase und Niere im YANG, so findet man häufig allgemeine Gelenksbeschwerden- und Schmerzen. Ist Niere und Kreislauf Sexualität im YANG, so handelt es sich ebenfalls um Gelenksbeschwerden, aber immer einhergehend mit Zirkulationsstörungen, also mit Schwellungen der Gelenke mit livider Verfärbung und ähnliches mehr. Handelt es sich um YANG-Störungen im Bereiche von Kreislauf Sexualität und 3E, finden wir ebenfalls Zirkulationsstörungen, die aber fast immer mit Spasmen einhergehen, die über den ganzen Kopf und auch über den Nackenbereich verteilt sein können. Ist der 3 E und der Gallenblasenmeridian im YANG, so finden wir als Leitsyndrom Krämpfe und Spasmen, die überall im Körper statthaben können, so auch in der Muskulatur. Findet man hingegen Gallenblase und Leber im YANG, so besteht eine Schwäche und gleichzeitig eine Neigung zu Spasmen, die insbesondere auch mit einer psychischen Verspanntheit einhergehen. Ist Leber und Lunge im YANG, so dominiert die Schwäche, die von Stauungen immer begleitet ist. Ähnlich bei Lunge und Dickdarm im Yang, hier sind es wieder die Stauungen, die im Vordergrund stehen und durch eine Neigung zu größerer Schleimbildung ihrerseits wieder Spasmen hervorrufen können. Ist Dickdarm und Magen im YANG, so haben wir wieder als Leitsyndrom Spasmen, aber diesmal in erster Linie solche, die somatisch auftreten. Haben wir schließlich Magen und MP im YANG-Zustand, sind es wieder die Schwäche und die Stauungen, die im Vordergrund stehen, aber dichtgefolgt auch von einer Neigung zu Krämpfen, insbesondere in den unteren Extremitäten und im Unterbauch. Ist MP und Herz im YANG, so dominiert eine Antriebslosigkeit als Ausdruck der Schwäche und die Patienten sind geneigt, sich gerne in ihre Schwäche hineinsinken zu lassen.

Das nur als grobe Anhaltspunkte.

Kombination Yin-Pulse und Symptomatik

Betrachtet man dasselbe mit umgekehrtem Vorzeichen, so ist ein kombinierter Yin-Zustand von Herz und Dünndarm fast immer einhergehend mit einer Bradykardie und einer Arrhythmie. Im Bereiche von Dünndarm und Blase, wenn beide im YIN sind, kommt es zu Kopfschmerzen, aber mehr im Hinterkopf. Ist Blase und Niere im Yin, so finden wir hier, so wie beim Yang-Zustand, allgemeine Gelenksbeschwerden, die jedoch mehr dumpferen Charakter haben und eine wesentlich längere Zeit zum Entstehen benötigt haben als im anderen Fall. Im Falle von Niere und KS im Yin-Zustand finden wir ebenfalls Zirkulationsstörungen, insbesondere begleitet von Hypotonie und einer starken Neigung zu Kollapsen, Ohnmachtsanfällen und einer deutlich verminderten Leistungsfähigkeit. Im Falle Kreislauf Sexualität YIN und 3 E YIN finden wir dumpfe Kopfschmerzen und ebenfalls Störungen der zirkulatorischen Gegebenheiten. Im Falle einer Störung 3 E Yin und Gallenblase Yin, resultiert hier dumpfes Organgefühl an den verschiedensten Organen und es resultiert vor allem eine stark verlangsamte Verdauung. Dieser Zustand, noch dazu einhergehend mit einer stark depressiven Stimmungslage, auffallender Traurigkeit und ähnlichen Dingen mehr, ist ganz besonders kraß, wenn Gallenblase und Leber im YIN sind. Sind Leber und Lunge im YIN, dann werden hier gewaltige Stauungen auftreten, die mehr therapieresistent sind als dieselben, die bei einer Yang-Störung beider Meridiane zu sehen sind. Diese Stauungen werden sich kalt anfühlen und werden nur sehr, sehr langsam zurückgehen. Sind Lunge und Dickdarm im YIN, so haben wir es ganz besonders mit Erscheinungen zu tun, die mit schwerster Müdigkeit einhergehen, die ebenfalls eine Bildung von Schleim, aber von sehr zähflüssigem Schleim haben, der furchtbar schwer ausgeschieden werden kann. Ist Dickdarm und Magen im YIN, so haben wir es fast immer mit einer schwersten Obstipation zu tun und zwar mit einer atonischen Obstipation. Ist Magen und MP im Yin, so haben wir ebenfalls sehr starke Depressionen, wir haben eine sehr starke Tendenz zu Stauungen und Schwellungen, die Grundtendenz ist immer die bläulich livide Verfärbung und ein ausgesprochenes Kältegefühl, wie das ja vom Meridian MP schon allgemein bekannt ist. Und schließlich, wenn MP und Herz-Meridian im YIN sind, so stehen hier auch wieder psychische Faktoren an erster Stelle, hier ist es eine tiefe Niedergeschlagenheit, hier ist es das Gefühl, mit den Dingen des Lebens nicht fertig werden zu können und Menschen mit einer solchen Kombination sind manchesmal suizidgefährdet. Wenn man die gefundenen Pulsbefunde nun mit der Symptomatik vergleicht, mit der Anamnese vergleicht oder mit allfälligen Befunden, dann kann man ziemlich sichere Schlüsse ziehen auf die notwendige Behandlung dieser Krankheitsbilder und kann zielstrebiger an die Heilung herangehen.

Nachtrag

Denn ich wiederhole nocheinmal: Die Symptomatik kann wohl in vielen Fällen den Puls in etwa ersetzen oder zumindestens eine unbedingte Verwendung als nicht unbedingt notwendig erscheinen lassen, jedoch, insbesondere bei resistenten Fällen, die nicht nach 4–5 Behandlungen widmungsgemäß ansprechen, muß man auf die Pulsstörung zurückkehren. Manchesmal kann die Pulsstörung, eben aus solchen Kombinationen her, verschiedene andere Parameter noch mitergreifen. Wir haben absichtlich immer nur gleichsinnige Störungen zweier Meridiane besprochen, da, wenn 3 oder 4 Meridiane gleichsinnig gestört sind, die Auswahl von Seiten der Symptomatik, bzw. die richtige Eingrenzung dieser Möglichkeiten bedeutend schwieriger wird und unter Umständen zu Irrtümern Anlaß gibt. Denn alles bisher Gesagte gibt nur grobe Richtwerte, die nicht immer 100%ig mit den Gegebenheiten übereinstimmen müssen. Daher ist der jeweils persönlichen Erhebung des Pulses und der persönlichen Deutung größtes Gewicht beizumessen, man darf nicht in eine Standardisierung verfallen.

Vielleicht werden viele Leser ein Kapitel über die Akupunktur-Analgesie vermissen. Dieses so aktuelle Teilgebiet der Akupunktur soll aber in einer eigenen Schrift zusammengefaßt werden, als Gemeinschaftsarbeit mit einem versierten Anästhesisten.

Dafür gibt es mehrere Gründe:

1. könnte ich mir als Nichtanästhesist nicht erlauben, eine Übersicht oder einen Vergleich mit normalen Anästhesiemethoden zu geben.

2. sind die Dinge noch allzusehr im Fluß, und, zumindest hier im Westen, eigentlich noch im Erprobungsstadium.

Eines kann aber jetzt schon gesagt werden: ohne möglichst weitgehende Kenntnisse der Akupunktur kann keine gute Akupunktur-Analgesie gemacht werden.

3. wird wahrscheinlich gerade die Akupunktur-Analgesie den Anstoß für verstärkte Grundlagenforschung über das Problem Akupunktur liefern. Jedoch kann man jetzt schon sagen, daß vieles aus dem Gedankengut der höheren Akupunktur, wie es in diesem Buch vorliegt, dabei verwendet wird, zum Beispiel das einseitige Stechen, wie bei der Petite und Grand Piqûre.

In diesem Sinne sind die Aussagen dieser Schrift auch zu werten. Das Wesentliche liegt aber in der Praxis der klassischen, therapeutischen Akupunktur, von der sich die Akupunktur-Analgesie in wesentlichen Punkten unterscheidet. So zum Beispiel daß dort die Nadeln bewegt werden müssen, während sie bei der Therapie ruhig liegen bleiben.

Wie weit noch Kombinationen möglich sind, wird sich herausstellen. Ferner kommen in der Akupunktur-Analgesie Punkte zum Tragen, die außerhalb der Meridiane liegen und der klassischen Akupunktur, außer als persönliche Punkte, nicht bekannt sind.

Auch diese bedürfen eines näheren Studiums.

Wir müssen also in der Akupunktur in Zukunft wahrscheinlich manche Änderung erwarten, auf die wir fachlich möglichst gut vorbereitet sein sollten.

Literatur

ABELE: Vortrag, Deutsche Ges.f. Akup., Jahrestagung 1968
ASCHNER: Lehrbuch der Konstitutionskrankheiten. 1953 Hippokrates.
BACHMANN: Leitfaden der Akupunktur. Ulm/Donau 1961, Karl F. Haug Verlag, Persönliche Mitteilungen
BERGSMANN: DZA 1966/2/50, DZA 1967/1/1 und persönliche Mitteilung
BISCHKO: DZA 1955, Heft 11–12, Seite 124. DZA 1958, Heft 3–4, Seite 37. DZA 1958, Heft 3–4, Seite 46. DZA 1958, Heft 7–8, Seite 73. DZA 1958, Heft 9–10, Seite 114. DZA 1959, Heft 11–12, Seite 119. DZA 1960, Heft 1, Seite 1. DZA 1960, Heft 6, Seite 121. DZA 1961, Heft 5, Seite 113. DZA 1963, Heft 4, Seite 95. DZA 1966, Heft 3, Seite 65. DZA 1968, Heft 2, Seite 53.
Proceedings of the XIIth International Speech and Voice Conference, Padua 1962. Monatsschrift f. Ohrenheilkunde u. Laryngo-Rhinologie, Heft 10, 1963. Monatsschrift f. Ohrenheilkunde u. Laryngo-Rhinologie, Heft 8, 1966. Therapie über das Nervensystem, 1965, Band 4, Seite 229 ff. Therapie über das Nervensystem, 1967, Band 7, Seite 363 Etnoiatria, Vol I. Nr. 1, 1967. Physikalische Medizin u. Rehabilitation, 1969, Heft 8 Karl F. Haug Verlag, 1970 und 1972. Anästhesist. 21, 1972, Seite 452–455.
BUSSE: Akupunkturfibel. München 1958. Richard Pflaum Verlag
CHAMFRAULT: Traite de medecine chinoise, Editions Coquemard, 1954
CORNELIUS: Die Nervenpunkte etc. J.F. Lehmanns Verlag, München 1933
DE LA FUYE: Traitè d'Acupuncture. Paris 1956. Librairie Le François L'Acupuncture. 1956. Presses universitaires de France. Persönliche Mitteilungen.
DE TYMOWSKI: La massage chinois. Eigenverlag 1960. Persönliche Mitteilungen.
FEUCHT: II. Weltkongreß f. Akupunkt., Paris 1969 (Vortrag). Persönliche Mitteilungen.
FLEISCHHACKER: Die Therapiewoche 1965.
FUJITA-MINAMI: DZA 1959/9–10/97.
GAMPL: Persönliche Mitteilungen.
GROSS: Medizinische Klinik, 53/Nr. 42/S. 1548.
HOFF: Steuerungseinrichtungen des Organismus in Gesundheit u. Krankheit. 1943. G. Thieme-Klinische Physiologie u. Pathologie. 1957. G. Thieme-Pers. Mitteilungen.
KELLNER: DZA 1966/1/1, Zschr. f. mikroskop.-anat. Forschung 1966/1–2, 1966/3, 1967/4 u. persönl. Mitteilungen.
KÖNIG: Persönliche Mitteilungen.
KROPEJ: Persönliche Mitteilungen.
LANG: DZA 1968/3/65.

MAJER: Otologia Fukuoko, Vol. 13 Nr. 2 June 1967, Tokyo.
MANAKA: DZA 1960/6/134.
MANN: The Ancient Chinese Art of healing. Heinemann Medical 1962.
The treatment of disease by Acupuncture. Heinemann Medical 1963.
MARESCH: DZA 1966/2/33.
NAKATANI: DZA 1960/1/16.
NIBOYET: Complements d'Acupuncture. 1955. Edition Wapler.
NOGIER: Traite d'Auriculotherapie, Maisonneuve, 1969
PETRICEK: Persönliche Mitteilungen.
PISCHINGER: Österr. Zeitschrift f. Stomatologie 60/294 (1963).
Die Therapiewoche 1965.
PRINZING: DZA 1960/1/29.
PRODESCU u. Mitarb.: DZA 1959/3–4/25.
QUAGLIA-SENTA: L'Acuponcture chinoise. Paris 1969. Maisonneuve.
SCARPA: Nozioni di Etnoiatrica, Glaxo Verona 1967
SCHROEDER: DZA 1957/11–12/133.
SOULIE DE MORANT: La vera agopuntura cinese. Milano 1943. Bocca.
STACHER: Die Therapiewoche 15, 24, 1278 (1965), persönliche Mitteilungen.
STIEFVATER: Akupunktur als Neuraltherapie, 2. erweiterte Auflage. Ulm/Donau 1956, Karl F. Haug Verlag.
Akupunkturtafeln. Ulm/Donau, Karl F. Haug Verlag.
Was ist Akupunktur? Wie wirkt Akupunktur? 2. Auflage Ulm/Donau 1960, Karl F. Haug Verlag.
SZILLARD: Persönliche Mitteilungen.
SUSSMANN: Acupunctura, Ediciones Macchi: 1967 (Buenos Aires).
TEN RHYNE: Die Akupunktur des Ten Rhyne. Neu herausgegeben und mit einem Geleitwort versehen von Dr. E.W. Stiefvater.
Ulm/Donau 1955. Karl F. Haug Verlag.
TYCHOSHINSKAYA: Persönliche Mitteilungen.
UMLAUF: Persönliche Mitteilungen.
VOLL: Topographische Lage der Meßpunkte der Elektroakupunktur.
Uelzen 1968. ML-Verlag, Dr. Blume u. Co.
Persönliche Mitteilungen.
WANCURA: Persönliche Mitteilungen.
WEHLEND: II. Weltkongreß f. Akupunktur, Paris 1969 (Vortrag).
WOGRALIK: DZA 1960/5/97.
ZEITLER: Persönliche Mitteilungen.

Ferner wurden Mitteilungen zahlreicher anderer Kollegen verwendet, wofür ich allgemein danke. Des weiteren zahlreiche persönliche Mitteilungen chinesischer Ärzte-Kollektive anläßlich meines Aufenthaltes in der VR China im Sommer 1972. Gerade aus diesen Gesprächen wurden wertvolle Informationen eingebaut, daher auch mein besonderer Dank allen diesen Kolleginnen und Kollegen.

Sachverzeichnis *)

*) Zusammengestellt von Dr. A. Köppen